迷走患者

〈正しい治し方〉
はどこにある

岩瀬幸代
Sachiyo Iwase

春秋社

まえがき

名古屋から見舞いに来てくれた、難しい病気を持つ友人が、去り際に独り言のように言った。

「黙っているだけで、実は誰でも何かしら病気を持っているんじゃないのかと思うわ〜」

入院しながら、似たようなことを感じていた私は、痒いところに孫の手を差し出されたかのように、

「そうそう、私もそう思うんだよ」

と大きく頷いた。どこも悪くない人なんているのだろうか? ある意味、誰しも病気の種を抱えて生きているし、自分で気付いていないだけで、すでに内臓のどこかは蝕まれているかもしれない。身体的に健康でも、心が病んでいたり、思考が病的だったり、不健康な暮らし方をしていれば、それはやっぱり健康とは言い難い。

逆に病気を抱えていても、健常者よりよほど活力に満ちた生き方をしている人もいる。

健康と病気の線引きは実はとてもあいまいで、ほとんどの人はその境界線上を歩いているのではないか。だから、エンタテイメント化した医療系の情報番組やドラマを、多くの人が楽しんで見ている。

かくいう私も、ずるずると病気サイドに引き寄せられる日々を少し前まで送っていた。その間、アーユルヴェーダやほかの代替・補完医療の甲羅を背負い、ファイティングポーズで現代医療に立ち向かい、「ジャブ、ジャブ」と内心で呟きながら、よくわからない病気と闘っていた。

甲羅を背負ってジャブを打ち続けた不恰好な日々を、今、境界線上から眺め、その時に考えていたことを綴ったのが、本書のストーリーだ。見どころは不恰好な主人公が、医療のあらゆる選択場面で体当たりしながら悩み、納得できる答えを探して突き進んでいくところにある。

この病院でいいのか、この医師でいいのか、この治療でいいのか……西洋医療以外の選択肢はないものかと試し、医療とは？　健康とは何だろう？　と考え続ける。一山越え、ふた山乗り越え、終りかと思いきやもう一山やって来て、そして最後にたどり着く境地も楽しみに読んでいただけたらと思う。

さまざまな治療法があり、情報があふれ、医師におまかせの時代から患者主導の時代へと変わり、病気があっても長生きできる、私たちはそんな時代に生きている。こんな時代だからこそ何を選べばいいのかと悩むのであり、だからこそしっかりと自分自身で見極めていかなければ後悔することにもなりかねない。

前途を思いわずらい立ち尽くしている人、アーユルヴェーダや代替医療に興味のある人、そして西洋医療一辺倒な人にも、私にとってのこの旅行記のような奮闘記が、治療のヒントや、医療を別の視点から見るきっかけになってくれたらと思う。

では、幸せを探しにレッツ・ゴー！

迷走患者――〈正しい治し方〉はどこにある　目次

第3章　おまかせ医療じゃなくて自分も参加

迷走患者——〈正しい治し方〉はどこにある

第1章　足りないものを補いたい

体当たりルポ敢行、長期の病院旅行へGO!

こんなに若い先生で、大丈夫なの？

「担当医の穂高です」

と言って現れた男性は、大学生みたいに見えた。濃紺のVネックのTシャツみたいな医療用ウエアに、チノパン、足元はスニーカー、そして眼鏡の向こうに小さな丸い目が見える。

横に立っている茶髪っぽい女性研修医は、まぶしそうな眼差しで、穂高と名乗った私の担当医を見上げた。お付き合いしている学生カップルじゃあるまいし、揃いも揃ってどれだけ若いの？

「担当は、海猫先生じゃないんですか？」

海猫先生は私がこれまで外来で診てもらっていた先生だ。不安交じりの、少々気に入らない口調で、私は穂高先生に聞いていた。

「海猫先生も一緒に診てくださいますが、入院中は私が担当になります」

東京都心のビル群に紛れた総合病院の、八階病棟。四人部屋のベッドの一つに、洋服のまま腰掛けている私がいた。足には、今朝家を出るときにつっかけてきた黒くて大きな兄のサンダル。カバみたいにむくんだ足が入る靴は、それしかなかったのだ。むくみは、足の付け根辺りにまで及んでいた。ジーンズはもちろん、リゾートでのリラックス用に買った麻素材のパンツさえ履けなくて、頭からすっぽりかぶるサンドレスを着ていた。

髪の毛は三日前に、二〇センチ切ったばかり。それでも肩より一〇センチほど長い。一緒に仕事をする出版社のスピリチュアル系担当編集者から、

「髪の毛が長すぎて怖いから切った方がいい、下のほうに怨念が宿っている。髪の毛を切れば人生が開ける」

とどっちがのろいか分からないような電話をもらい、ちょうど人生のどん底感から這い上がろうとしていた私は、その声に押されて、長く伸ばしていた髪を切ったのだ。これなら入院中でも扱える。

一般に靴下のゴムの跡がつくかどうかが、むくみの目安のように言うけれど、そんなレベルはとうに超えて、脛のあたりを軽く親指の腹で押すだけで、粘土に指型がつくみたいに凹んだ。少しすると戻るので、また押してみる。もちろん凹む。また戻る。押す、凹む、戻る。

症状で遊ぶな！　と一喝してみたが、笑えない。

暑さと生来の能天気によって、ダブルに頭のいかれていた私は数日前まで、そのむくみを、酷暑と冷房によるものだと考えようとしていた。

日本の猛暑はこの年に限ったことではないけれど、二〇一三年の夏は、今までで一番暑い夏に思えた。連日の熱中症報道、最高気温の記録更新のニュース、毎年どんなに暑くても、自室でダラダラと気持ちよく汗を流しながら仕事をしていた私が、音をあげた。

「南国のサウナじゃあるまいし。限界！」

エアコンのある部屋に移り、昼も夜も閉じこもった。冷房の使用頻度と歩調を合わせて、足はむくみを増しているように見えた。テレビの情報番組では、「夏のむくみの対処法」というような特集番組が組まれた。この暑さでは、同じ悩みを持っている人が多いのだ。

情報に従い、近所のマッサージ屋さんに二〜三度通うと、

「よくなってきましたね」

と言われ、気休めのような気もしたが、大丈夫と半ば自分に言い聞かせた。

いよいよ余裕をなくしたのは、スリランカ帰りの知人から帰国報告をしたいと言われ、銀座まで行った日だ。古民家を思わせる店内で、オーガニックな野菜だけを使ってコース料理を食べさせてくれる、ヘルシーな店だった。ベジなメニューを一口ずつ楽しんで、

「野菜本来の味がして、おいしい。体によさそう」

と会話したのとは裏腹に、テーブルの下に揃えた足はむくみを増し、身体は不健康方面へまっしぐらだったのである。

店を出る前、トイレで用事を済ませると、パンパンにむくんだ足が嫌でも目に入った。便器の中を見ると、一面の泡。血の気が引いて、目を背けた。今朝と比べると症状は極端に悪化している。まるでグラスにゆっくり注いでいたはずのビールが、一気に泡を吹き上げるみたいに。

帰宅後、噴き出す汗をタオルで拭い、気持ちを落ち着けると受話器を取った。海猫先生のいる病院の救急に電話をかけよう。当直の先生でいいから話しがしたい。

呼び出し音の後、程なく守衛さんのような人が出て、救急の先生に電話を回した。

「あの、夜分、すみません。足のむくみが、ひどくて。時々、海猫先生に、見ていただいている者です。数日前から、気になっていたんですが、急激にひどくなって、階段を上る

のも、大変なほどで……」

ゆっくりしゃべった。必死だった。だが、伝わっているのかいないのか、対応に出た若そうな声の医師は、

「はあ。そう言われても、来ていただいたところで入院していただけるベッドは、今はないですし……」

眠たそうな当直医が、肘をついて話している様子が目に浮かぶ。あまりまともに取り合わない態度が、逆に私を落ち着かせた。緊急性はないということだ。とりあえず、明日の朝までは、大丈夫なんだ、と。

翌朝、改めて海猫先生に電話をかけると、すぐに診察をしてくれると言う。病院に着いて血液と尿の採取を済ませ、一時間ほどで順番が来た。診察室では海猫先生が、出たばかりの検査結果をパソコンの画面で確認していた。視線をはずして、私を見る。

「大丈夫ですか？」

丸顔でぽっちゃり体型の、いつも穏やかに話を聞いてくれる先生が、心配そうな表情を浮かべている。

「あまり大丈夫じゃないです」

答えながら、背中に嫌な予感がすーっと貼り付くのを感じた。見てもらいやすいように、

足を少し持ち上げる。

「んー、そうですよね」

海猫先生はそう言いながら足首のあたりを押し、むくみを確認すると、パソコンに向き直った。

「腎臓から大量にタンパクがもれていて、数値が三〇八六ミリグラム……」

「三〇〇〇って……」

「一ヶ月前に測ったときが二二・四ミリグラム。糸球体腎炎かなあ……。とにかくネフローゼを起こしているので、入院しないと」

なんでも先生の言ったネフローゼ症候群とは、腎臓の濾過装置である糸球体が異常をきたすことにより、尿にタンパクがたくさん出てしまい、血液中のタンパクが減った結果、むくみが出ている状態のことだ。原因は調べてみないとわからないという。

「やっぱり、入院ですか……」

「すぐに入院してもらいたいけど、あいにくベッドが空いていないから、明日から」

「明日までは、大丈夫なんですね」

「とりあえずは」

「ちなみに、どのぐらいの期間になりますか?」

「二ヶ月か三ヶ月間ぐらい」

「え、そんなに？　一〇月半ばにどうしても抜けられない用事があるから、それまでには退院できますよね」

絶対に退院しないと困る、という前のめりな姿勢で迫る私を見て、海猫先生は言いよんだ。

「んんん……、どうだろう、厳しい……かな」

今までの約五〇年間の人生、仕事だってプライベートだって、困ったことがあってもいつだってなんとかなったんだから、今度もきっと大丈夫。要するに今から二ヶ月のうちに退院すればいいのだと、深刻には考えないようにした。

帰宅すると、すぐに入院の用意にとりかかった。むくんで動きづらい自分が、いびつな雪だるまのように思えてくる。流れる汗は、雪どけ水のよう。

石鹸、パジャマ、タオル、スリッパ、着替え、思いつくものを国内旅行用のスーツケースに放り込む。パッキングなら手馴れたものだ。いつものように、旅に出るのとそんなに変わらない……。かなり近距離なだけのこと。

二〇代から、海外を旅行して雑誌に文章を書くという海外旅行ライターの仕事を続けてきた。かれこれ二五年ぐらい。おかげで、訪問した場所は国の数で四〇ヶ国以上、地域の数ならもっと、もっと。そして二〇〇二年からはセイロンティーで知られる南アジアの島国、スリランカに行き始め、ここ数年は頻繁に、しかも長期にわたって滞在していた。この国だけでも、この時点で渡航回数三二回。もはや旅行先というよりも職場に通っているようなものだ。

一年半近く前そのスリランカで、A型肝炎をわずらったことがある。A型肝炎は、途上国ではかかりやすい感染症で、原因はたぶん、私があまりにも場に馴染み過ぎてローカルの人と同じように、水道水を飲んでしまったことにある。現地で三日間入院した後、日本に戻ってから再入院したのが、ここ保科総合病院だった。そのときの担当が海猫先生で、以来、時々診てもらっている。

スリランカに行き過ぎた反動から、次はニューヨークと決めていたが、代わりに病院に旅立つだけのこと。この際、いつも通りの体当たりルポのつもりで、病院旅行を敢行したるわい！　患者の私に何が起きて何を考えるのか、長期入院というのがどんなものだか見てやる！　と気持ちを切り替えた。

日用品に加え、パソコン、USBメモリー、Wi-Fiルーター替わりのiPad mini、紙袋に詰め込んであるスリランカで集めた資料、交換した名刺もスーツケースに入れる。病院はオフィスじゃないんだから、と思っても、まずは差し迫った締め切りをクリアするために、必要なものを持ち込まないわけにはいかない。スリランカの伝統医療アーユルヴェーダについて、ガイドブック風に一冊にまとめた本を作りたいと出版社に持ち込んだ企画が、ようやく形になると決まり、一ヶ月前にその取材旅行を終えたばかり。髪の毛に怨念が宿ると言った例のスピリチュアルな編集者に、あらかた写真を提出し終え、レイアウトが順番に上がり始めていた。まだ四ページ分しか書いていない。暑さに音をあげ、作業が緩慢になっていた。

入院などしたくはないが、一つだけいいと思えたのは、このくそ暑い日本を飛び出して、病院という温度管理された国で、本の出版に向けた原稿を進められることだと、この時の私はまだ余裕をぶちかましていられた。

経験を積めば、代替医療も候補になる

「じゃあ、ちょっとお話を聞かせて欲しいんですけどね、むくみが出たのはいつごろからですか？」

「一〇日か二週間ぐらい前だと思います」

入院中の担当となった穂高先生が、次から次に質問を浴びせた。今の症状、これまでの

病歴、タバコやお酒などの生活習慣……、記憶の箱をひっくり返しながら、答えていく。先生は、覚えていられないことがあると手のひらにボールペンでメモを取った。やっぱり学生みたい。でも、質問の端々に潜む自信めいたものと、話の進め方の切れ味のよさに、いい印象を覚えた。そして、こんなことを聞いた。

「ハーブのお薬を飲んでいるんですか？」

「あっ、はい」

遠慮がちに答えた。おそらく海猫先生が、スリランカのハーブ薬を飲んでいるとカルテに記入しておいたのだろう。

「それはいつごろから飲んでいるんですか？」

「最初に飲んだのは、二〇〇二年にスリランカに初めて行ったときです。でも、それからずっと飲んでいたわけではなくて、毎日飲むようになったのは、ここ数年」

「最近まで飲んでいたんですか？」

「えっと、確か一〇日ぐらい前まで」

少しとぼけて答えた。むくみが気になりだしたのをきっかけに飲むのをやめたことを知られるのが気恥ずかしかったからだ。科学的根拠にとぼしくても、アーユルヴェーダのハーブ薬には効き目がある、と信じている私は、もしこのむくみと何か関連があったらどうしようという、これまた根拠のない不安を感じて飲むのを中止したのだ。

答えている自分に、どこか肩身の狭さを覚えるのは、今までアーユルヴェーダや代替医療の効果について上から目線で軽視する医師に何人も会ってきたからだ。若く元気なころには西洋医療以外のものは視野に入ってきづらい。でも肉体的にも精神的にもイタイ人生経験を経て若いころとは違う自分を知るようになると、身体と心に優しいアプローチをする選択肢に意識が向くようになる。そこにマジな病気が絡んでくれば、真剣な効果を追い求めたくなるのは自然な流れだろう。だが西洋医療一辺倒な日本の医師たちは、科学的根拠を盾に代替医療に眉をひそめる。だから、穂高先生の発した言葉の漂いに、本人の純粋な好奇心がにじんでいるのを感じて、この先生は代替医療に偏見を持ったり、端《はな》から否定する人ではないのかもしれない、と私は期待した。

「それと体重は、むくみが出る前まで何キロでしたか？」

質問は続いた。

「最後に測ったのは一ヶ月ぐらい前だけど、五八キロとか、五九キロとか、多い時で六〇キロとか」

ジーンズがはける、ゆるい、きついを目安にしているので、最近測っていないのだ。

「しばらくは、いろいろ検査をして原因疾患について調べることになります。とりあえず、むくみを取るのに『ラシックス』というお薬を出しますから、飲んでくださいね。飲水量も、一日一リットルまでに控えてもらいますので」

「一リットル？　ふだん二、三リットル飲むんですけど……」

「とにかく今は一リットルで。じゃあ、よろしくお願いしますね」

淡々とした口調で言い終え、茶髪っぽい先生と病室を出て行った。

入れ替わりに入って来た看護師さんが体温、血圧、脈拍、血中酸素濃度を測って記録する。場所を移動し、体重と身長を測定する。

「身長は一五九・八センチ。体重は、六四・四キロですね」

と看護師さん。

「えっ？　ろくじゅうよんきろ？」

聞き慣れない数字に驚いて、体重計に表示された数字に顔を寄せた。驚く様子を見て、

「人によっては、一〇キログらい増えることもありますから」

と言う。

「一〇キロも？　むくみで？　全部、水分ってこと？」

押し寄せる疑問を口にするが、返答はない。透き通るような看護師さんの笑顔を見ていると、まあいいやという気になる。男子が好む職業なのもうなずける。

病室に戻った私はと言えば、むっちりした足をじたばたさせながら、ベッドの上であぐらをかこうとするのだが、むくみがひどすぎてできない。ベッドのリクライニングに背を預けると、足を放り出し、起き上がりこぼしみたいになりながら、パソコンを取り出して三作目の原稿を書き始めた。

最初の本は、スリランカのアーユルヴェーダについて旅行者的立場とローカルな視点、両方から書いた。二作目は、スリランカ人の七割が信じるテーラワーダ仏教とアーユルヴェーダについて。そして、今回はいわばアーユルヴェーダのガイドブック。秋に予定された発行日まですべてがスケジューリングされている。例のスピリチュアルな編集者は、夏休みでメキシコへ旅立った。その間に進められるように、レイアウトが送られてきていた。

四人部屋のベッドにカーテンを引いて個室化し、できるだけ音を立てずにキーボードを叩く。今のうちに進めておかないと。もしかすると今後、副作用てんこもりのステロイド薬をごっそり飲む破目になるかもしれない。入院前の外来で、海猫先生が可能性をちらつかせていた。アーユルヴェーダとは対極にある治療のような気がする。そんなことになったら、どのくらい積極的にアーユルヴェーダのことを書けるだろう?

キーボードを打つ手を休めると、私はアーユルヴェーダに出会ったときのことや、これまでの波乱万丈な不健康ストーリーを回想していた。

難病・奇病はあちこちで出没

二〇〇二年春、新聞を読む暇もないほど忙しい毎日を過ごしていた。締め切りに追い立てられるぎりぎり感が、大変だけれど好きだった。初めてスリランカを訪れたのはそんな時期だ。その頃から「旅をして健康になる」ことをテーマの一つとしていた私は、取材中に出会った女性からスリランカのアーユルヴェーダを勧められ、行くことを決めたのだ。

出発前の予習で、それがもともとはインド発祥の伝統医療だということは知っていたけれど、健康的な食事をしてリラックスする、エステ・プラス・アルファの滞在型ヘルシープランみたいなものだろうくらいに考えていた。

ところが着いた場所は、外見は海辺のリゾートホテルなのに、泊まっているのは糖尿病や不眠症、関節炎などさまざまな病気をわずらう人たちで、会話の内容ときたら、どこのレストランが美味しいとか、どの観光地が必見だとか、旅行者にありがちな話題ではなく、持病や症状について、あるいは今朝のお通じとか、せっかくの休暇でリゾートホテルに泊まる者としてはあるまじき内容で会話を弾ませている。

これまでの仕事で、到底覚えきれないほど多くのホテルを取材し、豪華さや洗練さを競う様子を見てきた私にとって、日本では聞きなれないアーユルヴェーダという神話の国からやってきたような養生法で、健康の維持・管理に真正面から取り組んだリゾートホテルがあることに打ちのめされた。

常駐するアーユルヴェーダ医が、宿泊者（患者さん）を診察し、症状に合わせて薬や施術、食事の指示を出す。さまざまな薬草の根や葉や茎や花などを使って、煎じ薬を毎日ことこと煮詰め、各自に合わせたハーブオイルでマッサージを行い、食事は牛・豚肉なし、赤身の魚なし、甲殻類なし、もちろんアルコールなしのほぼベジ・メニュー。朝、夕にヨガや瞑想で心を整え、体と心のバランスを重視し、自然に寄り添う暮らしの大切さを感じさせてくれる。

そういう、何から何まで健康的な暮らしを毎日続けるうちに、多くの人が症状の改善を感じる。ドイツやスイスなどヨーロッパからの客は三週間、四週間という長期で滞在して、体をチューンナップする。こんな治し方があったのかと、そこで行われている何かを知るたびに、ことごとく驚かされた。

三〇〇〇年前とも四〇〇〇年前とも言われる昔に発祥したアーユルヴェーダが、今も生き続けるスリランカという国にすっかり魅了され、以降、訪問を繰り返すことになった。

スリランカの人たちは骨折した時、毒蛇にかまれた時、傷が膿んだ時、あるいは麻痺症状、生理不順や不妊症など、さまざまな場面でアーユルヴェーダを活用している。一方で近代的な医療が遅れているというわけではなく、一番の都会であるコロンボには設備の整った病院もあり、時は金なりと言いたげに時計をちら見しながら問診する医師もいる。

印象で言うなら、セレブな暮らしをしている人はそんな古い医療は信じていないが、そういう人たちでさえも見直す傾向が出てきている。またアーユルヴェーダを扱う伝統医療省が政治組織の中にあり、西洋医療とは別に、専門の六年制の医学部があり、国立の研究機関や病院・薬局があることで分かるように、国としても支援している。救急や忙しい時は西洋医療、少し時間はかかっても体に負担がないのはアーユルヴェーダ、症状が軽いときや西洋医療で治らないときにはアーユルヴェーダも試してみる、という認識が行き渡っている。

こうして見聞きして取材を重ねた内容を雑誌で、書籍で、新聞で伝え続けた。西洋医療一辺倒な日本の医療に、米粒ほどの石であっても投げたいと思ったからだ。逼迫する医療保険制度を予防・代替医療は助けることができるのに、補完医療の意識そのものが日本では希薄だ。日本の中にだけいると、西洋医療に偏っている現状にさえ気が付かない。でも外に出てみると、未開の地と思われているようなスリランカには現代医療と伝統医療が共存し、そこには西洋医療を生んだヨーロッパの人々がたくさん来ている。その彼らの国では温泉や森林浴や海辺の環境を医療に役立てる仕組みが成り立ち、自ら健康を維持するセルフケアの意識が育っているのだ。

好奇心ではじめた取材だったが、途中から別の目的が加わった。自分が病気になったのだ。アーユルヴェーダを知ったころは、悪いところを探さなければいけないくらい健康だった。ところが、西洋医療では治らない病気を抱え込むことになった。そして、病気とこんなにも長年連れ添うことになるなんて、当時はもちろん考えもしなかった。おそらく誰もが、自分のところに重い病気はやってこないような気がしているのと同じように。

仕事やパートナーは自分で選べても、病気は自分じゃ選べない。でも実は、日々の生活における行動や思考の小さな選択の積み重ねが、病気を選んでいるのではないかと思うことがある。

たとえば何をどんな季節に、何時ごろ、どのぐらいの量、誰とどこで食べたか、それは楽しかったか、食べ過ぎていないか、気持ちのいいお店で食べることができたか、ストレスになる相手や会話を選ばずに済んだか、夜はシャワーと入浴どちらを選んだか、熱すぎるお風呂を選んで睡眠を阻害していないか、などなどなど、食生活や運動習慣や睡眠やストレスや気の持ちようや環境や人付き合いや、そういう小さな選択の積み重ねに、持って生まれた体質が作用した結果として病気が発現するような気がする。そして、私のところにもある日突然、病気がやってきた。本当は黒いマントを着た病気の素が一歩ずつすり寄ってきているのに、それに気づいていない。だから、突然ドアを叩かれたかのように驚くことになる。

スリランカに行き始めてから六年後の二〇〇八年、北京オリンピックが開かれていた夏、取材を終えて帰国したちょうどその日のこと。自宅で日本茶を飲んで一息ついて、やれやれ、荷物を片そうと立ち上がったときだった。突然、左足に激痛が走った。おさまったと思って右足を前に出すと、今度は右足に激痛を感じた。最初は電気が走ったような痛みだったが、針で刺すような痛みや、何かに押されるような圧痛、激痛だったり鈍痛だったり、徐々に痛みの種類が増えていく。神経も筋肉も関節もいろんなところが痛くなっていった。さまざまな痛みのオンパレードが、両足で繰り広げられ、自分の身体に何が起きたのか想像のつかない怖さに襲われた。

しかも歩いているときや自転車をこいでいるときはあまり痛みを感じないのに、寝ているとき、椅子に座っているとき、つまり活動を停止すると痛みが発生するというまことに奇奇怪怪な症状で「マグロじゃあるまいし、ひたすら動けというのか！」と私は自分に怒った。テレビでは五輪競技が繰り広げられ、競泳、柔道、男子体操、女子レスリング、いい演技を見せてくれるときだけは痛みを少し遠ざけることができた。

この痛みが全身に回ったらどうしようという恐怖を抱えていても、病院の何科で診てもらうべきなのか見当がつかない。いろんな科があり過ぎて、はじめの一歩さえ分からない。ひとまず、近所の整形外科で診てもらうことにしたが、その後も一般内科や感染症科、血液内科などドクターショッピングを重ね、五軒目に訪ねた都内のアラキダ大学病院でやっと、

「おそらく膠原病でしょう」

と病名らしきものが告げられた。

膠原病は、正確には病名ではなく、全身性自己免疫疾患のグループ名だ。免疫細胞は通常、外部から進入したウイルスや細菌を撃退するために働くが、膠原病グループの病気にかかった人たちのそれは、自分の元気な細胞を敵と間違えて攻撃してしまう。間違った働き方をする結果、痛みや臓器の異常などさまざまな症状・所見が現れる。その症状・所見の違いや血液検査などの異常データによって、病名が分かれている。

私の血液検査の数値は、膠原病グループに近い結果ではあるものの、疾患名を特定できるほどの傾向は得られず、

「まあ定期的に検査しつつ、様子を見ましょう」

ということになった。ステロイド薬で抑えることが出来るから、怖がる必要のない病気

だという。でも、ステロイド……。悪い印象を植え付けられている薬だ。

病気の原因は不明。いつから体の動きが狂い始めたのかは分からない。ぜんまい仕掛けの柱時計が、ある日突然、何の前触れもなく、妙な音を立てて針を動かすようになっちゃった、そんな気分だった。

更年期とも関係があるのだろうか。体が組換え作業を必要とする途中で、病気の素と出合い頭に衝突した感覚がぬぐえない。

自然と乖離した暮らしの中で、わけのわからない病気がどんどん増えている。忙しくしていないと取り残されそうな不安や、夢に近づきたいという焦り、言いたいことを飲み込んだ時の自己嫌悪、納得できない社会や人々へのストレス、他人と比較した時の劣等感、そんな感情に揺さぶられて心は萎えてゆくが、それを立て直すための自然がない。化学繊維の服を着て、添加物入りの食品を口に入れ、太陽の動きを意識しない生活を送り、視野に入ってくる緑も、深呼吸できる場所もない。おかしな現代病が増えても当然で、こんな環境に首を傾げても、それを否定する暮らし方ができない。

難病・奇病はあちこちで出没していそうだけれど、たまたま私が出会ってしまったのも運命で、きっとアーユルヴェーダやほかの代替医療をもっと体験するチャンスなのだと、一途な前向きバカ女へと気持ちを切り替えた。いい意味でも悪い意味でも、病気をわずらっているという認識が私には欠落していた。

ただ定期的に、病院へ血液検査を受けに行くときだけは、数値が気になった。検査結果の細かい表を見たところでおおむね、ちんぷんかんぷんでも、炎症反応を示すＣＲＰと、免疫グロブリンの一種であるＩｇＧとＩｇＡの数値をチェックする。免疫グロブリンは、病原菌から体を守るために作られているタンパク質だ。アラキダ大学病院で初めて測ったときの数値が、ＩｇＧの正常範囲八七〇～一七〇〇㎎／dlなのに対して、私の値はそれをはるかに超える四〇〇〇㎎／dl、ＩｇＡも一一〇～四一〇㎎／dlのノーマルレベルを大きく上回る五七三㎎／dlで、これはもう素人目に見ても明らかな異常だった。

検査のたびに、数値が上がっていませんようにと祈る。だが、ただ病院に行って数値に躍らされているだけの自分が、不甲斐なく思えてきた。膠原病の確定がついていない今のうちに、ステロイドを飲むほどひどくない今のうちに、自分でできることがあるならやらなければ。仕事モード様のスイッチが入って、アラキダ大学病院で診察を受けた後もきびきびと何軒かの病院を渡り歩いた。

ある病院では、私の病気は膠原病ではなくＬ５／Ｓ１腰椎椎間板症で、それによって足に痛みが出ていると言われた。医者自身の専門性によってこんなにも見方が違うのかと驚かされた。参考のためにアラキダ大学病院で、その先生のメモ書きを渡したが担当医が見ることはついぞなかった。

次に、仕事仲間だった中国人が、評判のいい中国人の漢方の先生を教えてくれたので会いに行った。渡された漢方エキスの顆粒状の薬を飲むと、落ち着いていた微熱が上がり始めたのでやめた。

しばらくして今度は、漢方で知られる大学病院を訪ねた。出来合いの漢方エキスでしくじったので、指示された数種類の生薬を買い、煎じ詰めて飲む本格的な漢方薬を試した。だが今度は、治まりつつあった痛みがぶり返した。好転反応だと説明されたけれど、怖くてやめてしまった。

鎮痛剤を飲みながらあれこれ試すうちに、やがて痛みがほとんどなくなり微熱も落ち着くと時間を作りスリランカにも飛んだ。日本の医師は「膠原病かも」とは言っても、本当に膠原病になる前に何かをしてはくれない。定期的な検査による経過観察だけだ。以前、別の病気で医者にかかった時「もっと悪くなってから来てください」と言われて解せなかった経験がある。今回もそうだ。でもアーユルヴェーダなら、症状が出てからさほど時間のたっていない今なら、何とかしてくれるかもしれないと期待して旅立った。

ところが期待は木端微塵。日本のお医者さんとも相性があるように、アーユルヴェーダ医とも反りが合う合わないはあって、このときリゾートにいた女性医師を私は好きになれなかった。「どんなトリートメントを受けたいか」と聞くから「私が何を受けたいかじゃなくて、治療のために必要なものを選んで欲しい」と言った。客を取るために、顧客満足度を優先する態度にがっかりした。

結果的にその女医が選んだのは、日本人に人気の高い、額にハーブオイルを垂らすシロダーラだった。今の自分の症状には違う気がしていたら、案の定頭痛がして三日間予定していた施術を中断した。単なるオイルの施術と思っていると、時々とんでもないことになる。

せっかく来たのに何の効果も得られなかったことにガッカリした。きっとほかの場所に、治してくれる医者がいるにちがいない。スリランカには、経験を積んだアーユルヴェーダ医がたくさんいる。探そう。どこかにいる。

悪くなるかもしれない数値に追いかけられ、冷や汗をかきながら走っている私がいた。北京オリンピックがあった夏から半年が過ぎようとしていた。

ステロイドを飲まないリスク or 副作用のリスク

二ヶ月ごとにアラキダ大学病院での検査を続けた。結果は、微妙に悪化しはじめていた。

それを見て担当の医師が、

「一度検査入院をしてみませんか？　じっくり検査すれば、病名もわかるかもしれない。病名がわかれば治療にも取りかかれますから」

と勧めた。だが素直に、はい、という気になれず、

「入院して検査すれば、病名は分かるんですか？」

と返した。納得しないと前に進めないタイプなのだ。海外を旅行していい人にも悪い人にも出会い、日本の常識が世界の常識ではないことや、自分がしっかりしないと危険に巻き込まれることを知り、確認を怠ってしくじった痛みなど、いろんな経験をしたことで、時々自分でもいやになるほど私はしっかりタイプの女性になった。検査入院をしても病名は分からないような気がする。それでも二度、三度と医師から勧められると、受け入れざるを得ない気分になった。

ＭＲＩ、ＣＴスキャン、胃カメラ、心電図、ＰＥＴ検診、果ては肺活量を測る細かい検査も行われた。予約が混んでいて、大腸の内視鏡検査だけはできなかったけれど、ほかはすべて終わりましたと医師に言われ、結果、告げられたのは「シェーグレン症候群」という病名だった。ただし確定診断ではなく、これに最も近いという診断である。シェーグレン症候群は膠原病の一種で、特徴的な症状は、口と目の渇きだ。

さまざまな検査を行った中で、下まぶたの内側に、小さな紙片を貼り付けて涙の量を計測したり、ガムを噛んで紙コップに唾液を吐き出し、たまった唾液量を測るという、なんとも原始的な検査があり一人でウケていたのだが、それはシェーグレンの可能性を知るためだったのか。決め手になったのは、リップバイオプシーという唇の内側の組織を少し採取する病理検査だ。なんでもこの結果が、平均値とされる唾液腺の数より少なめだったことを理由に、シェーグレンという診断が下されたのだった。

検査入院を終えた後は何かしらのスタンプを押さなくちゃ帰さないと言わんばかりに、一通り揃った検査入院記念スタンプのうち、シェーグレンというはんこが選ばれ、とりあえず押された気がした。

だって、と私は思う。自分の口の中が乾いて困ると思ったことなど一度もない。目だって乾いて痛いと感じることはないし、悲しかったり、あくびをすればたくさん涙が出る。まったく門外漢な気分にさせられ、案の定、確定診断はつかなかったじゃないかと、若干、勝ち誇った気分になった。

だが、それもつかの間、北京オリンピックから一年たった頃には嫌でたまらなかったステロイドに屈せざるをえない状況へと落ちていった。ＩｇＧの値も、ＩｇＡの値も明らかに上がっていった。

ステロイドは、ひどい副作用を伴う怖い薬として、意識にこびりついていた。皮膚科の処方するステロイド系の塗り薬で、炎症がひどくなった話をテレビのニュースや情報番組で刷り込まれたのがきっかけだ。アーユルヴェーダ・リゾートで知り合った看護師さんが、「ステロイドは、いったん使ったらやめられない。一時しのぎに出して、やめたら悪くなって、仕方がないからまた出すという悪循環。そうと知りつつ患者さんに使ってもらうことに、ストレスと罪悪感を覚える」

と話して、自身のアトピーをホメオパシーとアーユルヴェーダで治そうとしていたことも鮮明に残っていた。だが、

「医者として、放っておけない」

という担当医のひとことに負けた。強気の私も、明らかな医師の優しさから出た言葉に抗う気になれなかった。一日に一〇ミリグラムの処方なので、副作用を心配するほどの量ではないという。

飲むと吐き気がして、二錠のステロイド薬（プレドニゾロン）を服用できるようになるまで、一週間かかった。だが、その後に起きたいくつかの出来事が、私の拒否感をあおった。

風邪を引いて近所の内科へ行くと、

「ステロイドなんて怖い薬を飲んでいるなら、まず主治医と相談してください」

と言われて風邪薬を処方してもらえず、医者が怖いと思う薬を服用しているのかと、よけいに怖くなった。

仕事で取材した医師からは、

「そんな副作用の強い薬はやめなさい。今ならやめて大丈夫。一〇ミリを毎日飲み続けたら、どれだけの量になると思っているんですか？」

と中止を勧められた。相手は薬漬け医療に反旗を翻す医師だった。飲まない選択肢を正当化してくれる医師がいることを心強く感じたが、取材した話に偏りを感じて、止めるほどの勇気を持てずに、その時は飲み続けた。

だが、血液検査の数値が改善したかといえばむしろ微妙に上がり続けた。副作用の危険性を抱えることになったのに、数値は改善せず、いったい何のためにステロイドを飲んでいるのか。反ステロイド意識は強くなった。

服用開始から半年もすると、シェーグレン症候群は、別の病名へと変わっていった。担当医が血液検査の結果を見ながら突然、

「ＳＬＥ、全身性エリテマトーデスかもしれないなあ」

というのである。同じ膠原病科の病気だ。

「シェーグレン症候群ではないということですか？」

という質問に、

「どちらの可能性も見ていかないと。あなたの場合、どの病気にも当てはまらないんですよね。でも今はＳＬＥの可能性が高い。まあ、紫外線に気をつけて。あまり日光に当たり過ぎないように」

がっかりした。紫外線はＳＬＥを引き起こす原因になるという。長袖や日傘で予防するにしても、紫外線がだめとなると、スリランカに行くのを控えなければならない。

自分で感じられる症状もないのに、次々と名前が付け変えられる。意を決して始めたステロイドは効かないし、何を信用していいのかわからなくなっていった。

そして迷路をさまようような病名探しは、まだまだ続いた。

ある朝の食事中、何気なくまぶたに指を当てるとふと何かが触れた。左目のまぶたの奥に、まち針の頭ほどの小さなしこりを感じた。見た目にはまったく分からないが、再び触ってぞっとした。明らかに何かある。

近くの眼科にかかったが、異常はないという。そんなはずはない。アラキダ大学病院の定期診療の際に相談すると、ＭＲＩで画像診断した結果、左だけでなく両側の涙腺が目の奥で腫れていると分かった。眼科、膠原病科、双方の先生の一致した見解は「ミクリッツ」という病名だった。これも自己免疫疾患の一種で、涙腺や耳下腺が腫れるのが特徴という。だが今回も確定ではない。

眼科医からは、時々ＭＲＩの画像を撮影させて欲しいと言われたが、二回で終わりにした。身体に造影剤を入れて、放射線を浴びてＭＲＩ撮影をし、それを頻繁に受けても、私自身に物がだぶって見える自覚症状が出るまで、何ら治療を施すわけではないというからだ。いわゆる「研究材料にされている」気がして、ネガティブな感情が降り積もった。

膠原病科の医師からはもう一度検査入院をしないかと勧められた。だが、別のスタンプを押されて終わりに違いないと、私は断った。くじびきの箱に手を入れて、あれでもないこれでもないと探し当てようとする中で、ぐるぐると翻弄されている気がした。

少しすると今度は、改善する兆しのない検査結果を見て、一日に三〇〜四〇ミリグラムのステロイドを通院か入院で飲むことを勧めてきた。飲まなければ悪くなるのだろうか？　だが「はい先生、分かりました」とほいほい飲んじゃっていいのか？　いったん大量に取れば、副作用の心配はもっと現実的なものになる。免疫力が落ちるために感染症の危険が高まり、旅に出ることも注意を必要とする。海外に行ってこそ成り立つ仕事をしているのに、はばかるようでは話にならない。ステロイドを飲んで病気が治るならいい。でも、治る確証もない。生活に不便を感じているわけでもない。それなのに、自分の暮らしを、生き方を犠牲にしてまで服用すべきだろうか？

先生は、病気の視点から患者を見ることはしても、私の置かれている状況や、ものの考え方にまで思いは及ばない。だから、自分で決めなくちゃいけないのだ。

答えを出すために、一番のポイントと思えた質問を、診察の時に投げてみた。

「今、何の不便もなく暮らしていけるのに、どうして副作用の大きい薬を飲んで苦労を背負い込まなければいけないのか、よく分からないんです。ステロイドを飲まないリスクと、飲んで副作用を抱えるリスクはどちらが大きいんでしょう?」

ステロイドを飲まないリスクのほうが大きいと言うなら、服用することも検討しようと思ったのだ。だが、面倒な患者だと言いたげな表情をするだけで、何の返事ももらえなかった。「分からない」とさえ言ってくれない医師を相手に、結局ステロイドはもっと遠のいた。医師への信頼と薬の服用は直結しているのに。

理屈っぽいと自分でも思う。やっぱり受け入れようかと、多少は迷ったりもする。だが、どうしても踏み切れなかった。その頃、長期間スリランカを離れるのが難しい、抜き差しならない問題も抱えていたために、スリランカを盾に自分の理屈を正当化している気もしたが、環境や状況を加味しなければ、自分が納得できる答えは出せないとも思う。そしてその判断は、医者ではなく自分にしかできないのだ。

噂の温泉治療。西洋医療ＶＳ代替医療

シェーグレン、全身性エリテマトーデス、ミクリッツと次々に疑いをかけられ、謎は深まるばかり。ステロイドが一〇ミリグラムで済んでいる今のうちに、体内で起きている間違いを修正してくれるものがどこかにないかと、私は模索を続けた。

代替医療、補完医療の類は怪しいものまで含めれば限りなくある。何を選べばいいのか分からなくなるが、明らかにお金儲けと思われるもの、私の財布では無理なものは無視し、あとは自分のアンテナに頼った。評判を耳にして、それがビビッと来れば、おかしなエネルギー療法だろうが、聞いたことのないサプリメントだろうが、何でも試した。だって、やってみなくちゃわからない。おそらく副作用に悩む人や、西洋医療では治らない病に苦しむ人たちの多くがそうであるように、私も、きっとどこかにあるはずの解決策を求めて、さまよった。

その頃ちょうど、ＪＴＢヘルスツーリズム研究所という、旅行をして健康になることをテーマに調査研究するグループに所属していた経緯もあり、私は以前にも増して「旅と健康」関連の記事を書く機会が増えていた。発信する側にいると自ずと、西洋医療を補う健

康法への思い入れは強くなった。

もっとも時間をかけて試したのは温泉療法だ。山梨に全国から治療目的で人が集まるラジウム温泉があると知り、行ってみた。

内風呂の扉を開けると、おばさんたちのおしゃべりの輪が広がっていた。聞き耳を立てなくても聞こえてくる話の内容は、病気に関することばかり。

「私は元気なんだけど、主人がガンでね。もう末期だっていうからあきらめて、土地の権利書まで渡してくれたんだよ。でも、この温泉に入ったらガンが消えちゃって。土地の権利書、返してくれって言うもんだから、なんだかもう嬉しいというか、なんというかハハハ。今は、再発しないように、来られるときに二人で来るようにしていて」

と明るく話すおばさん。

「そちらはどこが悪いの？　ここに来たのは何度目？」

と、常連客が新しく来た人たちをおしゃべりの輪に加え、病人の集団とは思えない明るい雰囲気が漂っていた。

湯の温度は低く、三二度ぐらいのぬる湯につかる。長く入っていたいところだが、入りすぎると、体がずっしり重くなって疲れを感じる。微量の放射線を発しているラジウム温泉で、入るとすごくだるくなるのだ。だるくなって深い眠りにつけるのは、アーユルヴェーダと共通する点だった。

「最初の入浴時間は短めに」と、女将さんが指導をしてくれる。少しずつ入浴時間を延ばし、出たり入ったりを繰り返しているうちに、身体が慣れて、効果も出てくるという。聞けば、来ている人のほとんどはガンをわずらい、リウマチの人も多いそうだ。

着いた初日に、権利書の話をしてくれたおばさんに会い、女将さんからは膠原病の患者さんが「ラジウム温泉に効果を感じた」と書き残した感想文を見せてもらうと、これは期待できそうだと、私はその気になった。他人の体験談の影響力は本当に大きい。

二泊で何度か経験すると、今度はもっと続けてお湯に入ってみたくなり、食料を持ち込んで自炊しながら湯治もした。顔見知りもできた。

じっくり聞けば改善したという人ばかりではなく、効果を感じずに来なくなる人もいるし、逆に五年とか七年とか、長年通っている人も多い。術後の体調管理のため、あるいは経過がいいからとか、まだ効果は感じていないがよさそうだから、などいろんな湯治客がいる。でも「病院の医療では足りないと感じるものを補うために来ている」という点で集まる彼らの意識は共通していた。

それはある人にとっては「現代医療では治せない。西洋医療の限界を感じる」というストレートな悩みだし、「病院は手術をしてガンを取った後は、放ったらかし。術後のケアがないから、自分でなんとかするしかない」という自立タイプ、「腰が痛いといっても病院は湿布薬をくれるだけ。この温泉にくるとラクになるから」という緩和目的の人、「病院に行くとそれだけで気持ちが暗くなる。もうだめかもしれないと落ち込む。でもここに来ると、みんな明るい。それだけで元気になれる」と涙ぐみ、精神的な支えを求める人もいる。

そして温泉以外にも有機ゲルマニウム、酵素飲料、済陽式食事療法、水素水など各自がいいと思ったさまざまな療法を併せて行っている。

お湯に入りながら健康に関する情報交換が行われ、それぞれが経験した病院でのマイナスイメージも話題にのぼる。最新の高い薬を勧められたが効かなかったとか、副作用がつらかったとか、誤診されたとか、そんな話だ。そして「ここのお湯は効くねぇ」という合いの手が入って会話が紡がれていくことで、信じる気持ちが増幅し、同時に反西洋医療みたいな意識がそこはかとなく培われていく気がした。

私にしても、そうだ。ステロイドでひどい思いをしたという話を聞けば余計に拒絶意識は強くなった。

代替医療に興味を持ち始めると、「西洋医療では治らなかったが、○○療法で劇的に改善した」とか、「病気じゃなかったはずなのに、いつの間にかチューブが体にいっぱいついてパスタ状態になっていた」とか、反西洋医療的な話題に目や耳が反応しやすくなる。今の医学を否定してはいないはずなのに、伝統医療や補完・代替医療への信仰と、現代医療のマイナスイメージが、パイ生地みたいに折り重なりながら、代替医療の生地だけが厚みを増していってる気がした。

湯治場にいる人たちは、病院での治療も受けているし、自分の悪い部分を切って取ってくれたり、急性期を助けてくれたり、検査があるからこそわかる病状など、医療の恩恵にあずかっていると分かっている。西洋医療を否定はしないという。でも、症状に苦しむ現実や将来への不安が、現代医療への対抗心の芽に変わる。そして実際、担当医に、温泉治療のことを話している人はほとんどいなかった。

温泉に通っているうちに、某週刊誌の編集者に、面白そうだから記事を書いてみたらどうかと勧められ、私はありがたく仕事を受けた。自分のためという名目もあって温泉通いはますます真剣みを帯びた。

湯治に来ている人たちに、何をきっかけに来るようになったのか、どうして続けているのかといった話を聞く。さらに、都内にあるガン専門病院の医師に、患者が温泉療法などさまざまな代替医療を受けることについて、意見を求めに行った。

その医師に、湯治を続けていた患者さんのガンが治癒した例を話した。だが、信じる気

配はなく、

「ガンは放っておいても治ってしまうケースがあるんです。たまたまそういう時期と重なったのでしょう」

という見解だった。湯治場の人たちが、担当医に温泉治療について話していないと言っていたことを思い出し、

「言ったところで話を聞いてもらえないとか、効果があることを信じてもらえないとか、そんな理由で、皆さん先生には話さないそうですよ」

と言うと、

「治療の邪魔になるわけではないのでかまいませんが、コミュニケーションをよくする目的で、担当の医師や看護師に話した方がいいと思いますよ。悪徳商法につかまる危険性を避ける意味でも。薬局に売っているサプリメント程度ならいいですけど、それ以外は危ないですから。

患者さんの中には、話してくれる人もいますよ。以前も……、ちょうどいい例がある。ガンが治癒した患者さんがいて『先生、どうして治ったんだと思いますか』って言うから何かと思ったら、庭に生えていた明日葉だかなんだかの葉を煎じて飲んだのが効いたって言うんですよ。びっくりするでしょ、それを信じるだなんて」

私には、その明日葉だかなんだかの効果の程は分からない。でも頭ごなしに、そんなことあるわけないじゃないかという気には、なれなかった。温泉にしろ、薬効成分のある植物にしろ、先生たちが信用しない一番の理由は信頼できるエビデンスがないことだろう。でも効かないというエビデンスだって、ないじゃないか。っていうのは屁理屈か、無知のアピールなのか？

何が災いして病気になるか分からないなら、何が幸いして治るかだって分からない。それはもちろん、西洋医療みたいに高い確率で効果が出るものではないだろう。一つのものが全員に効くわけでもない。でも、あれこれ試しているうちに、自分の身体に合う、症状をやっつけてくれる治し方を、効果が出やすい、いいタイミングで見つけられる、そういう幸運な人が時にはいるのだ。すべてが符合した時に、代替医療は効果を発揮すると私は感じる。そういう幸運を、科学的な数値に変えるなんてそもそも無理だ。西洋医療だけでは助けてもらえないから、みんな自分に効くものを探す。今の医療ですべてを治せるというなら、否定すればいい。でも、そういう状況じゃないじゃないか。だから探しているのに、なぜ悪者のように扱うのか？　自分が病気になってどん詰まりになったら、ほかに試してみたいとは思わないのか？

アラキダ大学病院での診察の際、私は担当医に、

「温泉に行って湯治して来ました」

と話してみた。鼻でかすかに笑って、

「そう。それで、効きましたか？」と聞かれた。

「ひざと足首のこわばりが、温泉に行ってから一、二週間は楽です」

と話したが、聞いているのか、いないのかわからない調子なので、

「結局は、戻っちゃいますけどね、ハハハ」

と歪んだ作り笑いを返した。場の空気がよどんだ気がした。どうして「少しでも楽になったのならよかったですね」とか言わないのか。温治場のみんなが言っていたように、話しても仕方ない。話すと、敵対した雰囲気になる。静かだった湖面に、わざわざ石を落とす必要はないのだ。そう、こうしてどんどん医師と患者の距離が離れてゆく。

そして某週刊誌に書くはずだった温泉の記事は結局、お蔵入りになった。担当編集者に、「代替医療が効くっていうスタンスで書かれると困るんだよね。うちの誌面では、効果があるのは西洋医療だけ、という見解で統一しないとだめだから」

と書く段になって釘を刺され、私は記事にすることを諦めたのだ。ちょうど代替医療ホメオパシーに関して、日本の産科で問題が起きて間もない時期だったため、余計に強い注意警報になったのだろう。でも、効く人には効いている。誌面の性格上、効くことを前提

にして書くなという注文は、不器用な私には難しすぎる。

心と身体がつながっていること、自然は治す力を宿していること、人は自然治癒力を秘めていること、今のところ数字にも画像にもできなくても、世の中にはそれを信じる人と信じない人がいる。信じる人は西洋医療以外のものも試すし、信じない人はフィールドから出ない。基本的に思考の土壌が違う。海外で感じるカルチャーショックみたいだ。肝心な根本の部分で、相まみえることが出来ない。同じ日本で育っているのに。

ただ一つ、ガン専門病院の先生に取材に行ったとき、もしかすると代替医療を信じる人は、そこそこ効いただけでも、あるいは明確な効果を感じていなくても「効いた」と発言する傾向があるのではないかという疑念も沸いた。

ガンが治癒したという男性のお宅に、温泉旅館の女将さんに紹介してもらって取材に訪ねたことがある。ガン専門病院の先生は、その患者さんの主治医でもあった。取材した男性患者は先生からガンと告知され、それが温泉で徐々に治ったと話してくれたけれど、その主治医によれば、実際にガンはわずらっておらず、理由もなく突然通院をやめており、何か勘違いしたのだろうということだった。取材したときの男性患者の口ぶりを思い出して、理解に苦しんだ。

そして、私は思った。もしかすると、温泉にしろ何にしろ、世間でよいと言われているものを、自分にもよさそうだと期待して試してみるとき、人は、大勢の評価に倣って「よかった」と感じるんじゃないかと。ただ、効いたような気がするという曖昧な感覚が、明るい気分をもたらし、自己効力感を高め、ストレスを減らし、活動性も上がって、身体機能の改善につながり、それでまた明るい気分になり、というよい循環を生み出すことになり、結果的に本当に改善していくきっかけになるケースもあると私には思えるのだった。

村でアーユルヴェーダ。効く？　効かない？

日本での仕事の手が空くと私はスリランカへ行き、しばしば施術を受けた。さまざまな方法を試しても、結局のところ一番頼っていたのはアーユルヴェーダだった。ミクリッツと言われた頃に受けていた治療が最長で、一ヶ月半に及んだ。担当医には、温泉のことで後悔したので黙っていたけれど、内緒にしなければいけないことに息苦しさを感じた。

スリランカは内戦があったせいで、近代化に遅れているとはいえ、最も人の集まるコロンボは、なんだかんだいって都会だ。背の高いビルが立ち、オフィス・ワーカーが行き交う光景を目にすると多くの旅行者は驚く。

雑多で騒々しいコロンボを離れ、心の休まる場所でトリートメントを受けることを、親しいシニアのドクターに勧められた私は、コロンボから車で一時間ほど離れた場所に住む若いドクターの家で暮らしながら、トリートメントを受けることにした。

バスに乗り、ニゴンボという海辺の町へ向かう。ニゴンボはコロンボ以北の海岸線の町としては大きく、そこそこかわいい洋服も買えるし毎週大きな市も立つ。だが幹線道路を走る大型バスを降り、小さなバスに乗り換えると途中から一面田んぼになり、田舎町へと突入する。田んぼの奥にあるやや大きめの寺院が、その家に行くための唯一の目印だった。寺院を過ぎて、三つ目の停留所で降り、さらに三輪自動車のトゥクトゥクで五分ぐらい走ると家はあった。

トイレはほぼ穴が掘ってあるだけ、台所には薪をくべる昔ながらのかまどがあり、唐辛子やスパイスをする石臼が床に置いてある。もちろんシャワーは水だけ。雨露をしのぐという最大の目的をクリアするために建てられたような、お父さん手作りの家で、一ヶ月半をその家族と暮らした。

面倒を見てくれたサーランガは、医学部のアーユルヴェーダ学科を卒業してまだ二年の女性新米医師だ。若いが、村では頼れる新しい先生の誕生が評判らしい。家の脇に増築した診療室には、毎日あちこちから患者さんがやってくる。場所がら、裸足で歩いていたら傷を作って膿んだとか、骨折したとか、釘が刺さったとか、やんちゃで腕白な暮らしならではの怪我人が絶えないのが微笑ましくもあったが、風邪、薄毛、痔、麻痺、関節炎に悩む人、寝たきりのおばあさん、そして町の病院に送り込んだ救急のアレルギー患者もいたりと、いろんな人たちを診ていた。症状を聞いては、庭の薬草を大きな石臼に入れ、木製の長い杵を上下させる。そのトントンという音が、庭から家の中に響く。ペースト状になった薬草を患部に当て、素焼きの鍋で煎じた薬を飲んでもらい、オイルを塗ったり、持ち帰りの薬を処方したりと忙しい。

こうすれば治る！　という、自信のもとに治療している姿が頼もしく、泣き叫ぶ老婆だろうが、ぐったりした幼児だろうが、肝の据わった医者としてのさばきが明るい未来を予見させた。

一家の大黒柱は、町で働くお母さん。お父さんは庭で野菜やフルーツの収穫に精を出し、村の集会所を建てる手伝いに行ったり、食事も作れば紅茶も入れる。何より薬草に詳しいので、サーランガにとって欠かせぬ右腕だ。誰の家のどの庭に、あるいはどこの道端に、どんな薬草が生えているかを熟知しており、足りなくなると鉈を持ってバイクで出かけ、手に切り枝や、木の皮、どこかで購入した乾燥ハーブを持って帰ってくる。

コロンボで私が頼りにしているドクターが、若いサーランガに電話で指示を出すと、それに従って、お父さんと二人ですべてを整えてくれた。朝起きて、かまどをのぞくと、炊きたてのご飯の脇で、素焼きの鍋から薬草を煎じる湯気が上がっている。庭に出て、ゴトコラやムクヌウエンナという薬草の葉をもぎ、細かく刻んでハーブ粥を作る。お昼過ぎになると、暇そうにしている隣家のお姉さんを呼んでセラピストに変身してもらい、サーランガと二人で私に全身のオイルマッサージをした。お父さんは、私がオイルまみれの身体を洗えるように、庭で大きなたらいに湯を沸かしてくれた。

身体を洗いながら空を仰ぎ見ると、木にバナナやマンゴーがなっている。空はどこまでも青く、鳥は元気で、庭の緑は濃く、生命力に溢れていた。木の幹にキノコが生えるような実のつけ方をするナミナンという不思議な果物や、ワラカといって、熟れてとろけるように美味しくなるジャックフルーツの実、家の屋根に上ってもいだランブータン。ことさら手をかけなくても、庭は豊かに食べ物を実らせた。

パワーに満ちた自然の中で、やさしい人たちに囲まれながら、夏休みの子供みたいに笑って過ごしていると、本来の健康を取り戻しつつあるような気がした。コロンボのドクターは私が、こういうビレッジの生活の中で、トリートメントを受けることを望んでいた。精神的にひどく凹んでいたので、まずは心を立て直すために環境を変えるのが一つの処方箋だった。

「いくら薬を飲んでトリートメントを受けても、心が元気じゃなければ本来の効き目は得られない」

とコロンボ・ドクターは言った。施術は全身のマッサージに加え、こわばりを感じている膝や足首の温湿布、そして浣腸治療を続けた。浣腸といっても、体内のたまったものを出すのが目的ではなく、口から薬を投与せず、下から入れたほうが内臓に直接効くからだ。口から服用する薬も数種類用いた。

この間、コロンボ・ドクターの「ステロイドを減らしましょう」という提案に従い、私は処方されていた一〇ミリグラムの薬を七・五ミリグラムに減らした。少し不安だった。ステロイドは計画的に慎重に減らしていかないといけない薬だからだ。以前、取材した日本の医師に「ステロイドなんてすぐにやめたほうがいい」と言われてから少したった頃、勝手に飲むのをやめてひどい思いをしたことがある。歯が全部抜けるかと思うほどの局所的かつ強烈な痛みが口の中とアゴと心臓を襲い、急いでまた薬を飲んだ。だが今回は何も起きずに済んだ。

治療を始めてから一ヶ月半が過ぎた。

世話をしてくれたサーランガ一家が、口には出さなくても病気の改善を期待してくれている気持ちは、私にもよくわかった。だからコロンボの西洋医療の病院で受けた血液検査の結果を、家に戻って私が告げた時、視線を外したまま立ち上がった彼らの姿が心に刺さった。数値で恩返ししたかったのに改善していない。私だって家に帰るまでの道のりを呆然と過ごしたのだ。いったい、この一ヶ月半はなんだったのだろう？　と繰り返した。

ところが、翌日会いに行ったコロンボ・ドクターの反応は、私の気持ちとは真逆に、極めて明るかった。

「確かに数値がよくなったわけではないけれど、悪くなってもいない。ステロイドを一〇ミリから七・五に減らして、変わっていなかったんだから、アーユルヴェーダが効いたということだよ！　よかった！　別に、どこか具合が悪くなったりはしていないでしょ？」

「はあ、確かに。どこも悪くなってはいないです」

日本で感じていた関節のこわばりは軽減したし、身体の動きは軽快だ。自分が過度な期待をしていたことに気付かされた。「効く」と「治る」はイコールではなく、治療することはイコール治すということではないのだ。アーユルヴェーダはすべての病気を治せるとは言っていない。治る病気もあれば、治らない病気もあり、改善できる病気、あるいはこれ以上悪くならないように維持するのが一つのゴールということもある。だが、期待の大きすぎた私には、二・五ミリ減らせたのはアーユルヴェーダが効いたからだという見方ができず、どんより沈んだ。

帰国して担当医に話すと、顔をひきつらせた。さすがに、相談なしに薬の量を減らされたのでは、いい気持ちはしないだろう。以降、関係が少し悪化した気がした。

それ以降も、抜き差しならない用事で向こうにいなければいけなかった間、私は何らかの施術を受け続けた。治らなくても、悪くならないように食い止めることに期待したし、何もやらないよりいいいと思った。

まったく英語の通じない、脈診だけで症状を言い当てる先生が処方した薬草を煎じて飲んでいた時期もあれば、悪魔祓いのような祈祷治療まで受けた。夜半から三〜四時間、その祈祷は続いた。上下とも白い服を着て、地鎮祭のように土地を囲った中で、心のままに躍れといわれ、私はキョーレツな阿波踊りさながらの超個性的な舞いを、夜空の下、披露した。絞ったライムを振り掛けられ、最後にお守りを首から下げられた。

何事も体験してこそ分かることがある、と信じてはいるが、持ち前の好奇心がなければ、いくら何でもそんな治療は受けなかっただろう。まあとにかく能動的かつ受動的に、意志と状況が絡み合ってアーユルヴェーダを受け続けていた。

そして二〇一二年の五月、生水を飲んでA型肝炎にかかり、三日間を現地の病院で過ごしてから帰国した。アラキダ大学病院に行くと、即刻入院を言い渡された。だが、

「五万円の部屋しかありません」と言う。

「無理です」と答えると、

「じゃあ、どこでもいいから病院を探してすぐに入院してください」と言う。

「そんな……、今すぐ入院しないといけない状況だといった患者に、自分で歩いて病院を探せって言うんですか？」

よれよれの病人らしからぬ、きりっとした態度だった。さすがにまずいと思ったのか、「少し待っていてください。知り合いのいる病院が、空いているかもしれないから」と言って紹介してくれたのが、海猫先生のいる保科総合病院だったのである。

A型肝炎は、医師の指示に従っておとなしく入院していれば、特に心配のある感染症ではないのだが「ついでに、詳しい検査をお願いします」という連絡がアラキダ大学病院から入っていたらしい。結局、三週間ほど入院して検査を終え、与えられた病名は「ＩｇＧ４関連疾患」というまたもや新しく聞く疾患名だった。

ＩｇＧ４関連疾患も膠原病の一種だ。確定診断がついたわけではない。そのまま入院を続けて、本格的なステロイド治療を提案されたが、

「できれば今は治療を受けたくない」

と話した。すると、

「普通に暮らすことが出来る患者さんに、本人が望まない治療をするのはどうなんだろ

う」

と疑問を持ってくれたのが海猫先生だった。私がいつも抱いていた疑問だ。通常は元の病院に戻るらしいのだが、アラキダ大学病院ではついぞ聞くことのなかった患者目線の意見を耳にして、戻るのをやめたのである。おまけに、これまで処方されていた薬について、「どうして二種類も胃薬を飲んでいるんですか？　それと『ユベラ』っていう薬は、どうして必要があるって言われたの？」

と指摘され、どちらも必要なしと判断してくれたこともダメ押しになった。

そして、カバみたいな足になった今回の入院まで、さらに一年数ヶ月の月日が流れた。その間、私は海猫先生のお世話になりながら、相変わらずステロイドの副作用の怖さを唱えて、アーユルヴェーダを受け続け、悪化を食い止めていた。二〇〇二年にアーユルヴェーダと出会い、〇八年の北京オリンピックの夏に足が痛くなり、今は一三年八月。パンパンにむくんだ足を見ながら長い時間の経過を思った。

第2章　伝統医療と現代医療の狭間で

やるならやってくれ！

二週間で五キロ減！　ダイエットのお悩み解消、ラシックスでラクラク減量！　飲水制限でさらなる効果！　二〇日間で八キロ減も夢じゃない！　お試しセット販売中。

冗談です。

でも、減ったのは本当のこと。この間やったことと言えば、病院で出された食事を完食する、これといった運動はしない、多くの時間をベッドで過ごす、という肥満化三大要素を実践し続けていた。わずかに努力したのは、穂高先生に言われた通り水分を一リットル内に抑え、飲むたびにすべてを記録したことぐらい。

体重が減っていく間、めくるめく検査を受けつつ、私は淡々と仕事をこなした。落ち着きを失くしたのは、腎生検を言い渡されてからだ。腎臓の組織を採取して、病気の原因を探るという。痛いと聞いたことがあるので避けたかったが、首をうなだれ承諾書にサインをした。

　ところが不安に思った時間が無駄に思えるほど、痛みは軽く、

「終わりましたよ。お疲れさまでした」

　と言われた途端、急速解凍したように緊張がほどけた。生検の間うつぶせにしていた身体を上に向けると、開けた視界に最初に飛び込んできたのは、こちらを見ている穂高先生の顔だった。見学に来たのだろうが、居てくれたことに安心した。目が合うと、かすかにうなずいた。殻を破って顔を出したヒナが親鳥に会ったときみたいに思えて、たぶんこの先生なら信頼しても大丈夫だろう、という気がした。

　それから三日後、のんきに昼間のテレビを見ていると、生検の結果とともに穂高先生がやって来て、突如シリアスな場面へと私を引きずり込んだ。

　尿に漏れ出ているタンパクは、腎臓の濾過装置である糸球体が原因かと思っていたが、血液の病気の可能性が浮上したので検査のための採血をさせてほしいという。何が起きているのかわからなかったが、看護師さんが試験管二本分を採っていった。

　血液の病気って？　不安はよぎっても、ネガティブな想像に陥る暇もなく、数時間後には、再び先生が現れ、

「やはり通常の採血ではわからないので、骨髄穿刺といって骨髄から血液を採取する検査があるんですが、それを受けてもらいたいんです」

という。記憶の扉が開く。

「それ、もしかして、すごく痛い検査じゃありませんでしたっけ？」

以前、父が通院していたときに受けて、付き添った母が、本当に痛そうだったと顔をしかめていた。今度こそ痛いに違いない。だが、

「どうでしょうね。そんなに痛くないと思いますけど」

と先生が表情を変えずに答える。

「はあ……、それはちなみにいつ？」

「今日」

「えっ？　今日って、これから？……」

「はい」

もう午後四時である。

「少し待って。気持ちが落ち着くまで少し待ってもらえませんか？」

「どのくらい？」

「せめてシャワーを……。腎生検のあと、浴びていないので」

止血のため、検査後三日間はシャワー禁止だったのだ。洗い流して、気持ちを切り替えたい。だがそんな小さな願いもむなしく、次の瞬間、病室に近づいてくる足音が響いた。

「あっ、ちょうど血液内科の先生が」

七秒後には、初めて会うベテランな風格の女医さんがベッドの足元に立っていた。

「じゃあ、やりましょうか。同意書はサインしてもらった？」

と明るくきっぱり穂高先生に聞く。

「今、説明していたところです」

「そう。大丈夫ね」と私を見る。

「大丈夫って言われても……どこでやるんですか？」

「ここで、今から」

「えっ？　今寝ているこのベッドで？」

四人の医師が私を見下ろす。血液内科の先生二人、穂高先生、そして茶髪っぽい研修医の四人が取り囲んでいた。まるで起き上がりこぼしが押さえつけられているような、そんな状態。断りようがない。

「分かりました」

潔い自分になろうと、私は長い髪をお団子にきつく結い、うつ伏せになった。腸骨に針

を刺すのだという。やるならやってくれ！　と勇んではみたものの、いざ始まると、

「いった〜〜い」

と同室の人が聞いていようがどうしようが、私は我慢できずに声を上げ、涙は一気にあふれ出た。先生たちのうそつき。やっぱり痛いじゃないか。「頭かち割って、ストローで脳みそ吸うたろかー」と誰かが言っていたようなギャグが浮かんでくる。でも、ぜんぜん笑えない。ただ、脳みそを吸う絵柄だけが、浮かんでは消えていく。この場合、頭ではないけれど、ドリルでがーっと腰に穴を開けたかと思ったら、スポイトでちゅ〜っと引っ張り上げるみたいな、味わったことのない奇妙な感覚と痛みが腰を襲う。

世の中にはもっとつらい病気で苦しんでいる人がいる。自分のは大したことじゃない。みんな頑張っている、これを乗り越えればきっと健康が近づく、と病人らしいまっとうな思考で落ち着こうと試みる。だが、

「痛いぐらいのほうがいい組織が取れますから、がんばって。あと一ヶ所刺します」

と、血液内科の先生。そんな励まし、ありですか？

「もう少しですからね」

と横で見守ってくれる穂高先生だけが救いだった。

終わると、洗濯機にかけられたぬいぐるみみたいに、ぐったりした。痛みを思い出した

だけで目に涙がにじむ。止血のためにおとなしくしていると、

「お食事です～」

とこちらの気分とは真逆な看護師さんの声とともに、六時の夕食が運ばれてくる。こんなへこたれた状態で食事なんて食べられるもんか、と思っても、一五分後には起き上がって食べていた。いくら痛くても、少しずつ薄れていく。なんだって、そうなんだ。辛いことは、いつかすべて通り過ぎていく。

半分開いたカーテンから穂高先生がこちらに歩いてくるのを見て、

「大丈夫です。食べているくらいだから」

と私は気を回した。心配して来てくれたのだろう。明日から先生は夏休みだ。昼間、採血に来たとき、

「これからというときにすみません。明日から夏休みを取らせていただくので、代わりの先生がその間見てくださいます」

と言っていた。

確かに、これから、というときだ。穂高先生のいない九日間のうちに、結果が出て診断がつくだろう。今度こそ分かるのか？

病名探しの最終章。それは膠原病ですか？

骨髄穿刺、別名マルクの検査が終わって数日後、海猫先生が病室に来た。そして伝えられた病名は「特発性形質細胞性リンパ節症」略してＩＰＬという、長くてよく覚えられない名前だった。先生たちさえもほとんど名前すら聞いたことのない、きわめてまれな病気だった。

その数日後、病気と治療方法を説明してくれる、いわゆるインフォームド・コンセントのために面談室に海猫先生、代理の先生、茶髪っぽい研修医、そして私の四人が顔を揃えた。理解できるか自信がなかった私は、録音させてもらうことを願い出た。

息苦しい室内に我慢できずに、

「病名はＩＰＬでしたっけ？」

と自分から口火を切る。

「そうですね、ＩＰＬという病気が今の症状に一番近い。特発性形質細胞性リンパ節症、特発性というのは、今起きている症状の原因がはっきりしないという意味です。リンパ腫があるからとか、膠原病だからというような理由は分からないのだけれど、形質細胞が増えてＩｇＧとＩｇＡを異常に生成し、それによってリンパ節が腫脹しているという、ただ現象を説明した病名にすぎませんが」

と海猫先生。先生たちは悪性リンパ腫の可能性も考えていたが、マルクの結果、違うと分かりほっとしたという。違いは紙一重な気がして私は身震いした。それにしても病名とは呼べないような病名。海猫先生が、説明を続ける。

「ですがＩＰＬは日本人からしか報告がなくて、しかも一九八〇年か九〇年代ぐらいまでの報告しかない。それはどういう意味かと考えちゃうわけです。そこでさらに文献を見ていくと、ＩＰＬは『キャッスルマン病』という病気に近い病態だと分かってきた。つまりＩＰＬがキャッスルマン病として認識されているから、それ以降報告がなくなったのかもしれない、と推測できる。ＩＰＬに詳しい権威がいるので、院外の先生ですが、今後相談してみるつもりです」

と言うのだ。つまりＩＰＬが病名探しの出口かと思ったら、寸前のところで片足のつま先が引っかかった。ほぼＩＰＬだが、文献がないからたぶんキャッスルマン病に統合されている、というのを聞いていると、病名なんて都合上ついているだけなんだと思える。職業別、会社別に便宜上、制服があるのと同じこと。あるいは児童数が少ない小学校が閉鎖になり、隣町の学校と併合した、みたいな。

そしてさらにＩＰＬも、お城の住人みたいな名前のキャッスルマン病も膠原病の一種ではないという。私が、

「それは血液内科の病気で、膠原病ではないのですか？」と聞くと
「膠原病ではない」と海猫先生。

でも血液内科の病気かと言えば、そういうわけでもなく、

「我々で治療することもあれば血液内科で治療することもある。要するにステロイドとか免疫抑制剤の治療であれば我々でもいいんですが、血液の抗がん剤を使うとなるとこちらでは扱えないので血液内科となる」

つまり、治療する内容次第で担当する科が決まる。

「でも、今回の岩瀬さんの病態は、少なくとも抗がん剤を使って治療する必要はない。ＩＰＬだとしてもキャッスルマン病だとしても、ステロイドで治療する。キャッスルマン病だとすると、『アクテムラ』っていう免疫抑制剤があるんですが、ＩＰＬに関してはアクテムラが出てくる前の報告しかない。だから、ＩＰＬに対して一番効果を期待できる治療としては、やはりステロイドを使うというのが関係した全部の科の意見です。

しかし何より、今回の一番の問題は腎臓をよくすることです。その治療のためにステロイドを使わないわけにはいかない。要は、どのぐらいの量を使うかというところに問題は

集約されるわけです」

ＩＰＬだろうがキャッスルマンだろうが、膠原病だろうが、血液内科系の病気だろうが、腎臓の病気だろうが、やっぱり結局ステロイド。話がめぐりめぐっているが、ステロイド治療をすること自体は変わらないのである。もうやるしかないのだと、畳み掛けられているようで、小さな無人島に満潮時に置き去りにされたみたいに、逃げ場はなかった。

「たいてい多めのステロイドを最初の三週間か一ヶ月ぐらい続けて、あとはゆっくり減らしていく。腎臓にもそうだし、われわれが扱う膠原病にも共通した治療法です。岩瀬さんの体重で考えると最初は五五ミリぐらいで始める。出来るだけ最小限の量にしたい思いはある反面、十分じゃない量だと、かえって長期間使うことになるから、最初はがっつり抑える。それでうまく効いたら、早めに減らしていく」

「はあ、ははは……五五ミリですか」

私は力なく、笑った。五五ミリグラムという量がなんだかあまりにもすごそうで、ステロイドを受け入れようとする気持ちとは裏腹に、踏みとどまりたい気分になった。気持ちを読んだかのように、海猫先生が続ける。

「放っておくとどうなるか、ということですが、タンパク尿がゼロになることは考えづらい。普通、タンパク尿は糸球体の問題がないとそんなに出ることはないんですけど、組織を顕微鏡で見たら糸球体自体はほぼ正常に近くて……」

詳しい知識のない私にどう説明したものかと、話がストップしたので、

「糸球体は正常なんですね」

と分かった顔で私は言った。糸球体は腎臓の濾過装置で、ネフローゼは通常、糸球体の障害により、タンパクが尿中にもれ出てしまう状態だと、インターネットに書かれていたのをたまたま覚えていた。

「光学顕微鏡で見た限りでは正常。ただ電子顕微鏡で初めて分かるケースもあります。その結果が出るにはまだ二～三週間かかるので、待っていると治療が遅れてしまう。結果を確認するのは大事な作業ですが、その所見があってもなくてもどのみちステロイド治療はしなければならない」

やっぱり結局ステロイドなのである。

「副作用が心配で」

大量に使うほど副作用の危険性は現実味を帯びる。

「そうですね。ほとんどの人に出る副作用は、顔が丸くなるムーンフェイスとか、お腹が出てハンプティ・ダンプティみたいな、っていうと極端ですが、そういうものがあります。それらは外見にあらわれるものですけど。それ以外ではまず、血糖が上がりやすくなる。

もともと血糖が高い人や家族に糖尿病の患者さんがいる場合は、ステロイドをきっかけに糖尿病になるケースが多いです」

ほかにも、一般的な副作用としては、免疫力が低下するためにさまざまな感染症にかかりやすくなる、食欲の増加、胃もたれ、不眠、多幸感・抑うつ感、白内障・緑内障、骨粗しょう症などが、渡された紙に書いてあった。

「治療期間は分からないんですよね？」

「まずは最初にパルス療法といって三日間、ステロイドを点滴します。飲み薬より多い量を使って叩いておくと、効きが早いので。そして五五ミリのステロイドを錠剤で、四日目から取ってもらって、通常それを四週間続ける。でもすごく効きがよければ、三週間ぐらいで減量を始めるかもしれない」

「どんな人が効くとか、タイプってありますか？　前にアラキダ大学病院の先生が、ステロイドといえど、本人が抵抗感を持っている場合はえてして効かない、と言っていたので」

なにしろ私はずっと、できれば服用したくないと言っていた人だし、心と身体はつながっているのだからそういうことはありうる気がして、何年も前に言われたことなのに覚えていた。どうせなら、すっかり抵抗感を捨てたい。海猫先生の回答は、

「そこまでは思わないですが、個人差があるのは間違いない」

「なんて言うかまあ、だから、きちんと気持ちを替えて、それで受けたいんです。えっと、つまり、すぐに始めないといけませんか？」

効くと思ったほうが効くから、気持ちを切り替える時間が欲しいという端的な言い方が、うまくできなかった。先生たちは心と身体がつながっているなんてことを、深くは考えていないだろうから。

「幸いなことに、利尿薬を使ってむくみがコントロールできているので、今日から始めても週明けから始めても、大勢に変わりはないです。ただ治療が遅れれば、その分入院が延びます」

「外出、外泊はまずいですか？」

家から持ってきたいものがいろいろある。一度ぐらい、腎臓病食ではないおいしい普通食も食べたい。そして気持ちの空き容量をできるだけ増やしてから、ステロイドを受け入れたかった。

「一般的には活動量が増えて腎臓に負担がかかればタンパク量が増えるので、基本は安静ですけどね」

最後に一つ、無理とわかっていても確認しておきたいことがあった。

「じゃあもちろん、一〇月一〇日から海外に行くのは無理ですね？」

スリランカへ一緒に行きませんか、と自分のブログで呼びかけて集まってくれた人たち一五人と「S旅友倶楽部」というグループ名で、一〇日間の旅をする計画を立てていた。私の本を読んで、一緒に旅をしたいと言ってくれている人がいるのに、私がいなくていいのか？　それは、穴のないベルトみたいなものではないのか？

「無理ですね。ステロイドを始めてちょうど一ヶ月ぐらいだから、始めた直後より免疫力が落ちている」

「分かりました。いつから始めるか、少し考えさせてください。ありがとうございました」

病室のベッドに戻って考え直しても、同じ答えしか出てこなかった。今日からは、無理。なし崩しに始めるのは嫌だった。折り返しの休憩所で休みたい。「ステロイドといえど、抵抗感を持っていると効かない」という小さな呪いも解いておきたい。ステロイドがんばれ！　と応援したいのだ。週明けなら穂高先生も帰ってくるので、一緒にスタートできる。

S旅友倶楽部のメンバーにメールを打たなければと、パソコンを開けていると、代理先生が病室に入って来た。治療は週明けからにしたいと伝えると、

「いいと思いますよ」

と、関西なまりのイントネーションで賛成してくれた。

インフォームド・コンセントの場では控えたことも代理先生に話した。同室の向かい側の患者さん、山田さんの経過を見て、ステロイドがもっと怖くなった気持ちを伝えておきたかった。

山田さんは最初の頃は、普通に会話ができるおばさんだった。毎日、見舞いに来て洗濯物を交換してくれる気弱なご主人の悪口を言い続け、それを聞いているのは気分が悪かったが、世間ではよくあることだ。ステロイドのせいで筋力が落ちて動きが鈍くなり、私に、物を拾ってくれだのコードを差し込んでくれだのと頼んでくるのも、まだ許容できる。だが、徐々に寝つきが悪くなり、薬の袋をがさがさと出しては量を数えるという動作を繰り返すようになった。そんな夜が続いて、そのうち本格的におかしなことを言い出した。

「今日は、先生が部屋を一〇〇パーセント無菌状態にすると言っていたけど、あなた覚えていらっしゃる？」と言ったかと思えば、「ベッドの脇から気持ちのいい音楽が聞こえてきて、この病院はそういう配慮もしているのね」とか、根も葉もないことを言うのである。そして看護師さんにご飯の量を半分にしてとお願いしても応じてくれないからと、ご飯もおかずも半分しか食べない日が続いていたが、「半分」と言うことが彼女のテーマになり「一〇〇パーセント無菌状態の半分だから、この部屋を五〇パーセントにしなくちゃいけないのね」とさらに混乱をきたした。自分も受けなければいけないステロイド治療で、こんな風に変わってしまうのかと怖くなった。大昔に見た映画『カッコーの巣の上で』を思い出さないわけにはいかなかった。そのぐらい私には刺激が強かった。

数日前、彼女の様子を見に来た海猫先生が「錯乱状態」とレッテルを貼った。だが、看護師さんは以前となんら変わらない様子で事務的に点滴を交換する。その、あまりにも淡々とした無機質な態度がまた怖かった。夕方になるとシャワー室で転び、最終的には、精神科へと移っていった。ぶつぶつ言われながらも献身的に見舞いに来ていたご主人が、肩を落として先生から事情を聞いている姿がいたたまれなくて、私は病室を離れた。

「ステロイドを飲むと、山田さんみたいな思いをしないといけないんでしょうか？」

と代理先生に聞いた。

「山田さんは全然別のケースですから、大丈夫と思いますよ」

「目の当たりにするのは、これから治療する身にはきつかったです」

「そうかもしれませんね。ステロイドだけではなく、ステロイドを始めた後、いろんな薬が加わっていきますので、驚かないでくださいね。それと、免疫力が落ちて感染症にかかる人が多いので、気をつけてください」

病棟にマスクをしている患者さんが多いのはそのためだ。

「どんな感染症ですか？」

「多いのはインフルエンザと尿路感染症ですね。うがい、手洗いを、こまめにしておけば大丈夫と思いますけど」

「移りやすくなるんですよね？」

「移りやすいし、いったんかかると普通の人より重症化します。まあ、そのときは穂高先生が癒してくださるでしょうから、心配はないですが」

そうか、穂高先生は癒し系の先生として知られているのか、と私は納得した。後になって、正しくは「いらしてくださる」と発音していたのだと気付いたけれど、穂高先生は、私から見るとどことなく癒し系だった。

S旅友倶楽部の面々には、お詫びのメールを送った。

「今回は見送ろう、と思うかもしれないけれど、人生においてはなんでも、それができる時期を逃すと、次というのはなかなか来るものではありません。だから、私がいなくても行って欲しい」

本当に、人生というのはえてして次はないから。穴のないベルトにならないように、私の思いのすべてはガイドさんに伝えることにした。

翌日から、少しずつ温かい返信が来た。着信のたびに、折り鶴がばらばらと飛んできて、病室にぶら下がっている気がした。

生理痛とPMS（月経前症候群）で一〇年間悩み、西洋薬も漢方薬もまったく効かなかったのに、アーユルヴェーダが劇的に効いて、スリランカに繰り返し行っている女性からのメールは「アーユルヴェーダではどうにもできないのでしょうか？　アーユルヴェーダに詳しい岩瀬さんの決断なので仕方がないのでしょうか？」という内容だった。

やっぱり、客観的にはそう思われてしまうのだ。スリランカの代替医療アーユルヴェーダを紹介してきた自分がステロイド？　これまでも体調が悪いというだけで「アーユルヴェーダを受けているのに、なぜ体調が悪くなるの？」と聞いてくる人もいて、そういうとの積み重ねは、自分の病気を人に言いづらくしていた。受けていたって悪くなるときはあるのだ。みんなは、私が過去、アーユルヴェーダ医をめぐりめぐった冒険について知らない。アーユルヴェーダでいろいろ試したんだよ、何ヶ月もかけて治療した、でも悪化は防げても、改善はできなかった、アーユルヴェーダは万能じゃないのだよ。

入院したのも、こんな病気になったのも、どっぷり西洋医療に浸るのも、偶然ではなく必然で、そこには何か伝えるべきことがあるはず。そうじゃなくちゃ、こうなったことに何の意味もないなんてことがあるはずがない。いつか伝えなければ。ゆるぎない思いがふつふつと沸いてくるのだった。

打ち明けて、打ち解けて、タッグを組んで治したい

使い込んだ自宅のまな板で、リズミカルな音を立ててタマネギのみじん切りを続けた。病院にいて一番食べたかったのは、自分が作ったミートソースのパスタだった。タマネギをいつもよりたっぷり使って、いくぶん多めのオリーブオイルでていねいに炒める。肉も混ぜ、トマトも一緒に入れてこってりするまで煮詰め、甘さを十分に引き出したミートソースを、たっぷりパスタにからませて食べたい。何度頭の中でシミュレーションしただろう。肉もトマトもアーユルヴェーダの食養生で長らく控えていたが、このときは解禁にした。

納得のため息をつき、食べ終わって余韻に浸る。好きな人のために作った料理は美味しくなる、というけれど、自分が食べたいと心底思って作った料理にはかなわない。

食事を終えると、時間をかけてバスタブにつかり、秋に向けて必要になりそうな衣類を選び、足りなかったスリランカの資料をバッグに詰める。のんびり料理なんか作っていたら時間が足りなくて、癒し系の曲を用意したかったのに、ぱっと目に付いたユーミンのラブソングを収録したCD三枚組みをバッグに入れた。結局これかよ、と自分の奥行きのな

さを嘆いた。

翌日、九月九日のぞろ目の月曜日、ステロイドからの逃亡生活に終止符を打つ日が来た。北京オリンピックの夏から五年の時が流れていた。悪の権化としての印象が増幅したがゆえに、ステロイドが怖くて仕方なくなり、拒否し続けた日々だった。今は、効果を最大限にするために、一〇〇パーセント全開で薬を受け入れたい。そのためにできることは、何でもやっていこう、と私はスタートラインに立った自分を鼓舞した。

穂高先生は旅行から戻った金曜日の夜、不在中の検査結果を確認しに、病棟に顔を出した。普段着のジーンズの上にふわりと白衣をまとって、抜け切らない夏休みの軽快さを漂わせながら病室に現れた。私が気付いて顔を上げると、

「検査結果、見ました」

と明るい調子で言った。

「来てくださったんですね。ありがとうございます」

「悪性リンパ腫じゃなくてよかった」

私は考えないようにしていたが、先生たちはみんなそれを心配していたのだ。

結果を見に来てくれたことは素直にうれしく、月曜日からの治療にしてよかったと思えた。「神様、どうか最後に、担当がこの先生でよかったと思うことができますように」と

念じた。

気の滅入りそうな日々を、少しでも気分よく過ごしたかったので、看護師長さんにお願いして窓際のベッドに移らせてもらった。九月に入ったとは言え猛暑続きで、窓から差し込む日差しがまぶしい。窓から見える〝ザ・都会〟な風景は普段は好きではないが、高層階から眺めると鬱々とした気が晴れる。

ベッドに備え付けられたテーブルには朝早く、庭から摘んできたミントを置いた。病院らしからぬ爽やかな香りが、鼻腔をくすぐる。わずかな緑が空気を柔らかくする。

ついに、ステロイドの点滴が、始まった。

気を紛らわすために用意しておいたローズヒップ&ハイビスカスのお茶を飲む。ハイビスカスは、スリランカでは血をきれいにすると言われていて、真っ赤な色が血を連想させる。連想だけならよかったのだが、なんと突然、本物の血液を入れることになった。

ステロイドの点滴が始まって一〇分もすると、穂高先生が来て、

「貧血が進んでいて危ない」

と言うのである。月曜は毎朝採血をする。今朝はスピッツ六本分、採った。なんでもヘモグロビンの基準値は一一・五～一五・〇g/dlで、私の場合、今朝の結果は五・七しかないという。ヘモグロビンは酸素を運ぶ役割を担っているから、これが落ちると酸素がい

かなくなる。危険だから輸血させて欲しいと言う。

「輸血ですか……」

「輸血のリスクは以前より極端に減っています。メリットの方が大きいから、やりましょう」

輸血が以前よりカジュアルな感じで行われていることは、ほかの患者さんを見て感じていた。抵抗を感じるのは時代遅れだろうか？　うれしくないが断る理由もない。

ステロイドの点滴が終わるとすぐに輸血が始まった。急な展開に気持ちが揺さぶられる。事態にただ呑み込まれていっている怖さを感じるのである。いつだって立ち止まって、それが必要かどうかを考えてから前進したい私は、余裕のない状況に立たされるのは得意じゃない。

終了を知らせるブザーが鳴り、看護師さんが血液パックをもう一つ持ってくる。

「えっ、終わりじゃないの？」

「もう一本あるんです」

合計四単位、五六〇ミリリットル、牛乳瓶三本弱の、誰かの血液。

しょっぱなから予想外の展開で幕開けした治療は、さらに貧血改善のための「ネスプ」という注射を打つことが決まり、亜鉛も値が低いからと服薬を勧められた。亜鉛が低いと味覚障害になるという。そんな症状もないのに服用する理由が分からないとごねたけれど、結果的には飲むことになり、一日目から、精神的にタフであることを求められた。

アーユルヴェーダや代替医療を知り、西洋医療への反対勢力たちが書いた「この治療は危ない」「この薬は危ない」といった類の本など読むにつれ、身体に入れなくても済む薬剤は受け入れたくない、という思いが募っていた私は、本当にただ「はいはい」と、この先生の言うとおりに頼り切ってしまっていいのだろうかと不安になった。

だが、始まったばかりだ。今言えるのは、頼るばかりでなく私も治ろうとしなくちゃいけないってことだ。病気は患者が一人で頑張って治すものでもなければ、医師が治すものでもない。患者の治りたいという意志と医者の治そうとする意欲が合わさって、それに家族や看護師さんや周囲にいる人たちの支えや応援をもらって、いい薬があって、全部一緒になってこそいい治療ができるというアーユルヴェーダの考え方を思い出す。

心を開いて、打ち明けて、打ち解けて、全部話して、分かってもらって、そうやって一歩ずつ、タッグを組んで一緒に治していきたい。そんな風に進んでいくことが、本当にできるだろうか?

翌日、ステロイドの点滴を漫然と受けるのも芸がないと感じた私が思い出したのは、ずいぶん前に読んだ本に書かれていた、ガン治療におけるイメージ療法のことだった。その本には、ナチュラルキラー細胞がガン細胞を攻撃している画像を患者に見せ、その様子を頭の中で反芻するイメージ療法を行ってもらったところ治療に効果的だったとか、確かそんな内容が書かれていた。自分の場合はどんな画像を想像すればいいのかと思い、

「ステロイドはどうやって体に効いていくんですか？」

と穂高先生に聞いてみた。

「身体全体の細胞に回って、核に入り込んで効いていく。骨髄に頑張ってもらうイメージでしょうかね」

ふむ。看護師さんが点滴を入れるとさっそく骨髄頑張れの心の掛け声とともに、私は細胞の核について想像した。だが、ゆがんだ日の丸弁当しか思い浮かばない。知識の欠落と発想の貧困さが今、人生の長短に深く影響しようとしている。

ステロイドのイメージもアイデアがない。とりあえず片面はばいきんまんみたいで、ひっくり返すと口を開けているニコちゃんマークみたいなもの、ということにした。何しろ効き目もすごいが副作用もすごいから。

というわけで、ゆがんだ日の丸弁当の梅干し部分に、ニコちゃんマークのステロイドが「うひょ～」と元気な雄叫びを上げながら次々に吸い込まれていく動画を想像してみた。どうも説得力に欠けるが、ガンバレと念じる。自分でできることはなんだって、やってい

けばいい。

三日間のステロイドの点滴は、素直になった心で余すところなく受け止められた気がした。明日からは錠剤だ。看護師さんが「一週間分です」と言って、薬でパンパンになった大判の袋をテーブルに置いて行った。不安定な風情で、薬が目の前にある。一日に五五ミリグラムということは、五ミリグラムの錠剤を一一錠飲む。一週間分の薬を前にして、私は怖くなった。こんなものをたった一週間で全部飲まなくちゃいけないのかと。必死で支えている心の積み木が崩れる音が、耳の奥で小さく鳴った。

別の方法は、本当にないものなのか。穂高先生が来たので「ステロイド五五ミリ飲まなくちゃいけないんですよね」と私は往生際の悪さをにじませながら、

「キャッスルマン病だとすれば、アクテムラっていう薬はどうなんですか?」

と聞いた。インフォームド・コンセントのときに海猫先生が話していた薬だ。

「今、調べているところですから、結果次第で使用について考えます。まずはネフローゼを抑えるためにステロイドを飲んでもらえればと思います。もとの病気に効く可能性もありますから」

「はい。分かっているつもりなんですが……、さっき、看護師さんの持ってきた薬を見たら、具合が悪くなりそうで……」

と話していたら、どういうわけだか本当に胸が苦しくなってきた。なぜだ？　ステロイドを飲まなくちゃいけないというプレッシャーのせいだろうか？

しばらく休んで落ち着くと、気分転換にパソコンを開けた。スリランカでアーユルヴェーダを勉強したいという女性からメールが入っていた。今まで何人も、そういう希望に応えて滞在をアレンジしてきた。大部分の人は健康で、これからの自分と家族のために知識を身につけたいという人たちだった。

でも、この女性はベーチェット病をわずらっているという。見覚えのある病名のような気がして、ウィキペディアで調べると、やはり「自己免疫疾患の一つで、古典的な膠原病には含まれないが、膠原病類縁疾患」と説明してある。

勉強して自分が健康になることで、同じように苦しんでいる人の力になりたいという。

複雑な気持ちだった。人によって、病気によって、アーユルヴェーダの効き方はさまざまだ。完治させるだけが治療ではなく、現状を維持することや、症状の緩和、少しでも気持ちよく暮らしていく手助けも治療のうちだ。でも、メールの相手はおそらく、もっと多くのことを期待している。

私がもし、自分の経験を話せば期待は薄れるだろう。希望や信じる気持ちがなければ効果も半減するような気がする。試す前にわざわざ可能性をつぶしてもいいのか。それとも、信じる気持ちなんて、ただのまやかしなのか。アーユルヴェーダを紹介し続けることへの責任がのしかかった。

消灯時間の過ぎた部屋から、窓越しにきれいな夜景が瞬く。遠くに見える羽田空港から、飛行機が点のような明かりになって飛んでいく。どこの国へ行くのだろう？　どこかへ行きたい。暗い部屋で、ベッドの周りをカーテンで仕切り、光る画面に文字を打ち込んでいると、星の王子様に出てきそうな、病院一軒だけが建っている小さな惑星から、みんなの住む夜景に向かって、メールをよれよれと送っている気がした。

手軽に薬って言わないで

心臓が大きな音を立て始めた。昼食後の薬を飲んで横になると、鼓動が大きすぎて耐えられなくなり、思わず起き上がった。メトロノームを身体に仕込んだみたいに、規則的にはっきりと、心臓がどっくんどっくんと大きな音を立てる。

ステロイドの副作用だろうか？　怖くなって、ナースステーション近くに移動し、椅子に座って過ごした。

「そういうことってありますよね。私もドキドキして眠れなかった経験あります」

共感を示そうとして看護師さんが言う。でも全然、そういうレベルじゃないのだ。安易な共感は、分かってもらえていないことの証になってかえって辛さが増す。

瞑想をして心を落ち着かせようかと思うけれど、無理。できない。意識がひとつの所に収まらない。身体が、六〇兆個の細胞の一つ一つが起きている感覚。人で埋め尽くされた興奮極限状態のライブ会場みたいに振動していて、まとまらない。

シャワーを浴びると今度は水圧が強くて息苦しくなり、長く浴びてはいられない。いったいどうなっちゃったのよ、私の身体。薬が強過ぎるんだ。それ以外に考えられない。

穂高先生に、

「心臓が、鼓動が……、横になると、でんでん太鼓みたいな大きな鼓動が耳に響いてくるんです。こういう症状って副作用として出るものですか？」

と相談してみたが、ちょっと困った顔をしながら、

「んー、聞いたことがないですね」

と言う。

「そうですか」

声が沈んだ。副作用じゃないとしたら、なんなんだ？　ほかの人には出ないのに、私にだけ出るでんでん太鼓みたいなドキドキ症状は、もしかして長い間ステロイドを拒否し続

けたがゆえに、無意識のところで、自分でも気づいていないレベルでステロイドを怖がり、拒否しているためかもしれない。いわばステロイド恐怖症の後遺症？

夜になると、寝ようにも鼓動がうるさくて眠れない。ステロイドの服用による「睡眠障害」は、事前に渡された紙にリストアップしてあった副作用だ。でも私の場合は鼓動がうるさいという理由で眠れず、誘眠剤を必要とした。最初は飲まずに頑張ろうとしていたが、うるさくて我慢できず、「マイスリー」という錠剤を一つ、そして二つ、やがて日によって「ブロチゾラム」というもっと強い薬を試しているうちに、これなしでは眠れなくなっていった。

でんでん太鼓以外にも、なぜか自分に起こる副作用は、おかしな症状が多かった。高校生の頃に、レールの上を歩く人生は嫌だの、枠にはめられたくないだのと、のたまって以来、開拓精神旺盛に生きてきたが、副作用ぐらいレールに乗ったっていいじゃないか。

近所の町内会がやっているお祭りの喧噪が耳に届く。

「ヤットナ～ソレヨイヨイヨイ～」

誰かが踊る。路上に屋台が出て、子供たちが笑顔で走る。無邪気で穏やかな幸せの風景が、気持ちをしんみりさせる。東京音頭が心に沁みる病人思考の自分を、もう一人の私がいぶかしげに見詰めた。おかしい。自分じゃない。軽く頭をゆすった。

気分はどよ〜んとした方向へ向かっていた。頭痛がする、耳と咽喉の奥が痛い、腰の周りが痛い、歯が浮いている気がする、手のひらの感覚が皮膚一枚分ない……症状に目を向けすぎているせいなのか、次々にいろんなことが気になりだした。

先生も看護師さんも、何でも言ってくださいと言うけれど、実際に話したところで看護師さんによっては「そうですか」で終わりだったり、「先生に伝えてください」という返事だったり、それなら「変わった症状はありますか？」とか、聞かないでくれと言いたかった。

アーユルヴェーダだったら、今、何をしてくれるだろう。現れている症状に対して、何かしらやってくれるはずだ。過去に症例がなく、実証されている薬剤がないとお手上げになってしまう現代医療とは違う、何かしらやってくれることのすばらしさ。海辺に立つ通いなれたアーユルヴェーダ・ホテルの、施術室のやわらかい空気の中で、オイルトリートメントを受ける気持ちよさを私は思い浮かべた。深く呼吸をしたくなる環境に包まれて、ストレスから解放されていく健康感。病院も健康になるための施設なのに、ストレスをどんどん抱え込まされている気がする。

アーユルヴェーダは自分が治そうとする力を後押ししてくれる治療。ステロイド治療は、薬で身体の働きをコントロールして治す。ジグソーパズルにたとえるなら、なくしたピースと似たものを作ってはめ込もうとするのが西洋医療で、自力で穴をふさげるように手を貸してくれるのがアーユルヴェーダ。自分の力よりも、他者からのコントロールが上回るんだから、反発が来て当然。いろんな副作用も出るはずだよ、と思う。

もちろん感謝している。ステロイドがなければ、もう死んでいたかもしれない。でも、きつすぎる。五五ミリのステロイド。満タンを超えるほどガソリン入れて、引火寸前みたいな。そんなに入れられても、これ以上早く走れないよ。馬かロバで走っちゃ駄目なの？　毎日、ステロイドを飲みながら、人とあまり話す機会もなくこんなことを考えていると、ミシンのボビンに糸を巻きつけていくみたいに、思考が同じところを回転して、深みにはまっていく気がした。

症状は分かってもらえないし、治る病気じゃないし、いろいろ考えているうちに自分の人生、今までどうだったのよと振り返り始め、自分にはどれほどの価値があったのかとか、これから先、このよく分からない病気を抱えてやっていけるのかとか、傘に雪が降り積もっていくみたいに、気分は重くネガティブになっていった。

思考が狭い箱の中に閉じ込められている気がして、先生に、

「変な症状は出るし、でも言ったところで、結局分かってもらえないかと思うと、けっこう気が滅入るんです。このままだと、持っていかれそうで」

と相談する。

「つまり、うつになるってことですか?」

「単なる頭痛だったはずが、最終的には精神科に回されてうつ病と診断された女の子や、アーユルヴェーダでうつ病を治したいといってきた女性をお世話したときのことなんかを思い出すと怖くなるんです」

「でも、うつ病とうつ症状は違いますから」

「副作用だってことはわかっているつもりなんですが……」

「ステロイドを飲めば、気分の浮き沈みも出てくるし、便秘や、不眠やいろんな問題が出てきますから」

「はい」

「大事なのは、頑張ろうとしないことみたいですよ」

「わかりました」

「つらいようなら、心療内科のお薬、飲んでみますか?」

「えっ?　薬、ですか?　いえ、それは……」

心まで薬にコントロールされるのは嫌だった。

「それなら、『リエゾン・ナース』といって心のケアを専門にする看護師さんがいるので、話してみますか？」

「会ってみたいです」

話すことが一番の処方箋と思えた。数日後、はじめて会ったリエゾンの看護師さんは、ふっくらと穏やかな顔をした、とても話しやすい人だった。

「ステロイドはいったんはじめたらやめられない、と分かっていたけれど、変な症状が出て、底なし沼に足を踏み入れたような恐さがあります」

私は感じていることを素直に口にして、聞かれるままに症状を説明した。でも最終的に、

「一度、心療内科か精神科の先生に診てもらいますか？」

と勧められ、結局そこに行き着くのか、とがっかりした。

「診てもらうことはかまわないんですが、結果的に薬を出してもらうんですよね」

「そうなるでしょうね」

「それなら、やめておきます。今はそういう気になれないから。できるだけ人と話したり、庭に出て外の空気を吸うようにします」

どうして医者も看護師も、そんなに手軽に、薬、薬と言うのだろう？　まずできることをやって、それがだめなら薬という手順ではないのか。

庭に出る。それまでも、一日一度は出ていたけれど、ヤバそうだと感じてからは庭で過

ごす時間が長くなっていった。そしてうつ症状や謎のでんでん太鼓だけではなく、この後も私は様々な症状に悩まされ続けた。ステロイドは副作用が怖いと一般的に言われているけれど、それが具体的にどういうことなのかを、少しずつ知ることになった。

補完しあう医療にはなれないの？

パソコンを開いて、「キャッスルマン病」「ステロイド」「副作用」と入れて検索をかけた。見ているうちに、漢方薬で同じ病気を治療した医師のブログが出てきた。大学病院の先生で市民講座を開講したらしい。今回はネフローゼがあったからステロイドは避けられなかった。でもいつか頼りにできるかもしれない。身体にやさしい手段もあるのだと知ると、張りつめた気持ちが少しラクになった。

さっそく、一日一度の回診に来た穂高先生に、

「さっき、ウェブサイトを見ていたら、漢方薬でキャッスルマン病を治したっていう医師のブログがありました」

と私は話してみた。

「へえ〜」

と興味深そうな表情をしたので、パソコンの画面を見せる。

「本当ですね。でも、どんな治療をしたのか、これだけじゃ分からない」

確かに、画面に映っているのは市民講座の案内ポスターだけで、治療にあたって有意義な情報が書かれているわけではない。この医師の処方する漢方薬を併用しながら、ステロイドを減らしていくことはできないのか、との思いがよぎったが、そもそも違う病院の先生なのだから無理だろうと質問を飲み込んだ。それでも、

「漢方薬でも治る可能性があるんだと思って……。自分が信じたアーユルヴェーダでは無理だったけど。ははは」

と、苦笑いしつつ、私は微妙に本心を吐露していた。そして続ける。

「私には駄目だったけど、婦人科系の病気や、不妊とか、うつ症状とか、毒蛇にかまれたとき……まあ日本じゃあんまり関係ないですけど、それから風邪とか、骨折とか、地元の人たちはアーユルヴェーダをいろんな形で利用しているんです。ちょっと変わったびっくりするようなお医者さんもいるし。いろんな病気が改善する不思議なオイルもあって。私が去年、スリランカでずっとお世話していた女の子は筋ジストロフィーで、その彼女の足が上がるようになったのを見たときは本当に驚いた。と言っても、一番期待できるのは予防医療ですけど」

アーユルヴェーダってすごいんだから、と声高に言う勇気が持てず、最後はしぼみがちになったけれど、べらべらとしゃべっている自分が不思議だった。アーユルヴェーダの話を入院中に、担当医に話せるとは思っていなかったから。変なヤツだと思われないだろうか。だが、

「筋ジスの患者さんの足が上がったのを自分の眼で確認したんだから、それはすごいことだと思う」

と、偏見を持たずに聞いてくれることがありがたかった。

「ただ、責任を感じるんです。私の本を読んでスリランカのアーユルヴェーダを受けに行く人が少なからずいる」

無駄な緊張感がほぐれて、私は喋り続けていた。

「そんなことで、責任を?」

「ほとんどはリラクゼーション目的ですけど、たまに同じような難病の人もいて……」

医師みたいに、人の生死に直接関わる仕事に比べれば、責任は小さい。でも、どんな仕事にも社会的責任がある。

昔は、期日までに原稿を仕上げることや、間違いのないように情報を精査すること、読みやすい文章を書くこと、という書き手としてのベーシックな責任しか見ていなかった。

でも、とある医療ジャーナリストと一緒に仕事をする機会があったときに、頭痛がするほど、私がアーユルヴェーダを紹介していることに責任を感じるべきだとがーがー言われたのだ。おまけにその人は、副作用があろうが安価で効果の高いステロイドのようなすばらしい薬の恩恵を受けていることを、もっと感謝すべきだとがーがー言い、代替医療の危険性を知るべきだと頭ごなしに否定し、一緒に地下鉄に乗っている間中まくし立てた。私はあまりの強さに気圧されて、別のフィールドの住人だから話しても接点がないと反論をあきらめ、ただ「そうですね」とかわした。

西洋医療が危険だと感じるから、代替医療を試す人がいるのに……。西洋医療で全部を治せないから、別の方法を探している人がたくさんいるのに、と言えずに終わった。

さらに当時発刊された『代替医療のトリック』を読んだほうがいいと言われ、分厚かったが、悔しいから全部読んだ。

要するに、代替医療の効果は経験値と患者の主観による施術の前後比較が効果の根拠で、ダブルブラインドテストのような信頼できる実験によって科学的に実証されていないということがつらつらと述べられているのだが、そもそも、ダブルブラインドテストによる効果実証という発想そのものが、西洋医療のためにあるのだから、まったく別のアプローチで病気と対峙しているアーユルヴェーダを、同じ土俵に乗せること事態がおかしいと感じた。もちろんハーブ薬の効果だけとか、部分的に調べることはできるだろうけれど、薬、トリートメント、環境すべてを包括して効果を発揮するのが本来のアーユルヴェーダだし、部分的な対症療法ではなく身体全体のバランスを考えた医療なので、西洋医療とは比べようもない。だが、聞く耳を持たない人にそんな理屈は通じない。そういう医者や編集者に、今まで何人も会ってきた。結局のところ、拒否する人は人種が違うのだと私は諦めるようになっていた。

だが、がーがー言われたおかげで、責任について考えるようになった。

自分の本をきっかけに、病院での治療をやめる人がいるとは思えないが、読んだ人は、私が考える以上にアーユルヴェーダに期待するかもしれない。私が最初、そうであったように。

同時に、代替医療の類が西洋医療一辺倒の人からはそんなにも叩かれる存在で、疎ましく感じられているのかと思うと、敵対意識を後押しされた。

でも本来は、互いが互いを補完するのが自然な流れじゃないのか。スリランカの人たちが、ごく普通にそうしているように。西洋医療で効かなければ漢方だろうがアーユルヴェーダだろうが、自分がこれと思ったものを試したらいい。併用することで調子が改善するなら、それも望ましいんじゃないのか。患者を思ってくれるなら、そういう選択肢が偏見なく認められるようになるべきだ。

自分がこうして、ステロイドを受けるようになって、西洋医療を素直に受け止めてみると、代替医療とか、西洋医療とか、そもそもそんなふうに分けること自体がおかしいんじゃないかと、私はだんだんそう思うようになっていた。なぜもっと互いを補い合う存在になれないのだ。

そんな考えを医者に言うのも、おこがましいような気がしたが、担当してくれている穂高先生には話しておきたかった。

「代替医療って、これからもっと認められていくようになると思うんです」

と言うと、

「そうでしょうね、西洋医療にも限界があるから」

と受け入れてくれたので、

「でも、代替医療とか、西洋医療とか、そもそも分けること自体がおかしいような気がしてきたんです」

とさらに考えていることを話すと、

「そう思いますよ。だって、どちらも人間が考えたものだから」

患者を傷つけないように思いやって言ってくれたのかもしれないけれど、私にとっては、そのシンプルな答えが、心に、じわっと沁みた。和紙にインクが滲むみたいに。

「先生、私、治したいです。治します」

理解してくれる先生がいる。きっとこの先生となら治せる。自分もできることはやっていこう。

「治しましょうね」

と先生が返してくれる。

改めて思う。西洋医療だってステロイドだって、自分が治そうと思わなければ、ちゃんと向き合わなければ、治るもんじゃない。

いいお医者さん、好きになれないお医者さん

その青年歯科医とは、とことん相性が悪かった。

「抜く、抜く、ってそんなに簡単に言わないでください」

手に持ったタオルで、涙を拭きながら私は訴えていた。いい年をした大人が、たかが歯の一本で泣くなと、普段の私なら自分に言えるだろう。でもこのときは、精神的な余裕はなかったし、もし自分が思う「いい歯科医」に出会っていたなら、たぶん「分かりました」と言えていた。

いい医者の条件とか選び方は、よくテレビや雑誌で話題になるけれど、それって煎じ詰めれば「自分と相性がいいかどうかに尽きる」と、このめちゃくちゃ相性の悪い青年歯科医と出会ってから思うようになった。実年齢は知らないが、青年という表現が似合う顔つきだった。

ステロイドを長期間飲み続けると、個人差はあるが、副作用として一般に骨粗しょう症への進行が早まる。それを阻止するために、「ビスホスホネート」という薬を服用することが多いが、何だか厄介な薬で、服用期間中、外科的な歯の治療を行えなくなるというのである。内服中に抜歯などの歯根部を刺激する治療を行うと、顎骨骨髄炎とか顎骨壊死へと進行するリスクがあるからだ。ビスホスホネートの単独投与中でも同様のリスクがあるが、ステロイド治療中は、この危険性がさらに高まるのだという。

そんなことはぜんぜん知らずに、私は時々、舌先でやばそうな状態にある左奥歯にちょっと触れては、まだ大丈夫なことを確認する作業を何気なく行っていた。歯はいくつかあるコンプレックスの一つだ。だから数日前、

「最近、歯医者さんで検診を受けたり、治療してもらったりしましたか？」

と穂高先生に聞かれると、咄嗟に、まずいと思った。

「歯ですか？　最後に行ったのは三ヶ月ぐらい前だと思いますけど」

「ステロイドの副作用で、骨粗しょう症の心配がありますから、明日からビタミンDを飲んでもらおうと思うんですけどね。それに加えて、ビスホスホネートというお薬を今、考えているんですが、それを服用してもらうには、先に歯科にかかって、早急に抜く必要のある歯がないか診てもらって欲しいんです」

と言って薬剤のリスクを説明した。ステロイドの副作用である骨粗しょう症だけ心配すればいいのかと思ったら、そのための薬の副作用も心配しなくちゃいけないのである。親芋、子芋、孫芋みたいな、次々にできる里芋じゃあるまいし。

「実は左の奥歯が、ちょっと、まずいかもしれません」

私はゆがんだ顔で答えた。

「もしも、治療しなければいけない歯がある場合は、ビスホスホネートではなく、『フォルテオ』という皮下注射、ご自身で打ってもらわないといけないんですけどね、そういう選択肢もありますから」

「自分で打つ？」

もちろん、その言葉に、反応する。

「慣れれば大丈夫ですから、まあ、それはまた追って。まずは、とにかくできるだけ早く歯科の先生に一度見ていただこうと思いますが、いいですか?」

「歯は子供の頃から弱くて……」

とぶつぶつ言いつつ、しぶしぶ歯科にかかることになったのだ。

「パントモ」と呼ばれる歯のレントゲン撮影を終え、歯科の処置室に入ると、そこに待っていた医師とすぐに目が合った。まだ青年っぽさの残る童顔なのに、神経質さを漂わせている歯科医の、患者に残されたわずかな笑顔をかき消すような、硬い表情には見覚えがあった。

去年、A型肝炎で入院していたときのことだ。急に左の奥歯が痛みを訴えた。何も食べられなくなるほどの痛みだったので、院内の歯科で診てもらった。その時の担当がこの青年歯科医で、私のレントゲン写真に写った左奥歯を指差し、

「歯根が割れているから、即刻抜く必要があります。今から抜きますけど、いいですか」

と言ったのだ。そんなことを急に告げられて、「分かりました。ぜひ抜いてください」と言える患者が、どのぐらいいるだろう? ずっと悩まされていた歯ならともかく、今まで痛みなど感じたこともなかった歯を急に抜けるものではない。髪の毛みたいに、もう一回生えてきたりはしないんだから。納得できなかった私は、

「ちょっと待ってくれませんか」

とお願いし、外出許可をもらって、いつも診てもらっている近所の歯医者さんに相談しに行った。すると、

「歯根が割れているケースは珍しいことじゃないです。それを理由に歯を抜きたがる歯科医が多いけど抜く必要はない。痛みは歯の揺れからきているから、揺れないようにすれば大丈夫」

と、練り物を歯と歯茎の境目に少しつけ、

「たぶんこれで痛みが止まるから」

と言った。そして、本当に痛みは引き、二日後には普通に食べられるようになっていた。という経緯により、放置してあった。そのことが、青年歯科医は気に入らなかった。椅子に座るや否や、昨年と今年のレントゲン写真をライトボックスの光に当てて比較した彼は、挨拶することもなく、

「去年、抜くように言った歯を抜いていないじゃないですか！」

頭ごなしに怒った。

「でも痛みがなくなったから、抜く必要があるとは思えなかったんです。普通に食べたり飲んだり出来たので」

私は自分の眉間がきゅっ、となったのを感じた。怒りっぽい短気な医者なんて御免だ。

近所のかかりつけ医との顛末を話すと、彼の語気はさらに強くなった。

「これは抜くべき歯なんです！　歯根が割れていて、このレントゲンに白く写っている部分が膿んでいるから、抜かなくちゃいけないんです！」

医者にだって気分の悪いときはあるだろうし、気に入らない患者もいるだろう。でも、露骨に感情を出していいはずがない。医師には知識や技術ももちろん必要だけど、その前に、患者の気持ちに寄り添う能力も備えるべきだ。言葉が見つからず、ただ瞬きを繰り返しているうち、怒りと悲しさで私の呼吸はどんどん荒くなった。そんな様子に気遣うでもなく、青年歯科医は続ける。

「分かっていますか？　主治医の先生によると、今回、ビスホスホネートを使うそうですから……」

「えっ？　それを使うかどうかは」

決まってなんかいないはずだ。治療しなければいけない場合は、自己注射の選択肢もありだと穂高先生は言った。

「はっきりは知りませんが、あなたの場合、ビスホスホネートの注射を使うわけでしょ」

「えっ？」

ビスホスホネートには注射もあるの？　錠剤を飲むんじゃないの？　とさらに疑問符が

浮かぶ。

「ビスホスホネートを使用すると、もう一生歯の治療はできませんから。分かっているんですか？」

「えっ、一生？」

一生って？　なんで一生歯の治療ができなくなるの？　目の前にいくつもの疑問符が重なり合い、眉間にいっそう力が入った。頭の中が真っ白になっていく。

「だから、今のうちに抜いておかないといけないんです！」

と押し付ける。

「でも……」

「放っておくと、顎骨壊死になるかもしれません。ビスホスホネートを使っているときに抜歯をすると、顎骨壊死になる可能性は○△パーセントもあるんです。○△パーセントなんてたいした数字じゃないと思うかもしれませんが……」

何パーセントと言ったかは覚えていない。ただ、別の何かの薬剤と比べて、それはすごい高い確率で、いったん顎骨壊死になれば、治療は困難だと説明された。そんな目にはあいたくないけれど、一方的に話を進める態度が私には我慢できなくなってきた。そして、

「だから、最初に抜いておくことはルールなんです！」

の発言に我慢は切れた。

「ルール？」

ルールって何よ。治療って、ルールで決まっているものなの？　そもそもルールって、便宜上決まっている最大公約数的な約束ごとであって、それぞれの症状で悩んでいる患者をルールっていう言葉一つで抑え込まないでくれ。

「そうです、そういう指針が出ているんです。抜くことはルールで決まっているんです！」

理解できない。なんで、歯を抜くことがルールで決まっているのか。患者は機械じゃないよ。ルールを盾に話しをする医者に腹が立って、悲しくて、気が動転した。医者って、医療って、そういうものなの？　誰が何を考えてどんな状況にあるかは関係ないの？　なんなのこの人？

「ルールって何ですか？　抜かなくちゃいけない歯かもしれないけど、どうして最初っから抜くことが決まっているんですか？　抜く、抜く、ってそんなに簡単に言わないでください」

手に持った小さなタオルを握りしめていた。泣くのは悔しかったが、情緒不安定な身の上で、上ずった声でしゃべっていると、涙は意に反して出てきた。分かってもらえないことが悲しかった。

たかが一本の歯かもしれないけれど、歯を抜くことなんて日常茶飯事の歯科医には理解できないだろうけれど、このときの私には、大きな問題だった。

ちょうど処置室に面した通路を、先輩歯科医が通りかかり、こちらに視線を注いだ。声が聞こえたのだろう。気づいた青年歯科医は立ち上がり「説明しているんですが」と、助け舟を求めた。

「私から説明しましょうか？」

こちらに向かって聞いた。

「お願いします」

私にとっても限界だった。

「彼が説明していたのが、聞こえてきたけれど、言っていること事態は間違ってはいなくて、この歯は、抜いた方がいいと思うんですよ」

やわらかい話し方だった。

「そうかもしれないけれど、どうして、あんなふうに頭ごなしに話すんですか。どうして少しはこちらの気持ちを考えてくれないんですか。たった一本の歯かもしれないけれど、ステロイドを飲み始めて、毎日いろんなことが起きて、どんどん薬は増えるし、気は滅入るし、そんな状況で急に歯を抜くと言われて、そういう患者の気持ちを少しでもいいから考えてくれませんか」

途切れ途切れの声で、私は必死に訴えた。たった一本の歯で、こんなにがたがた言っている患者はどんな風に見えるんだろう。怒っているのに、弱々しく涙を拭いている、交わらない二つの自分に、うろたえた。

「そうですね。でもレントゲンのこの白く写っている箇所は、根の周りで歯茎が炎症を起こしていますから、放っておくのは危険です」

「きっと、最初から違う言われ方をしていたら、受け止め方も違っていたと思うんです」

「かかりつけの、普段見てもらっている先生に、一度相談してみますか？」

揺れを止めた近所の歯科医が抜いた方がいいと言うなら、そうしよう。

夜、さっそく電話をする。すると、

「歯医者というのは、レントゲンに白く写っている部分があると膿がたまっているとか何とか言うけれど、膿なんかたまってやしない。ビスホスホネートを使うことで、骨量が減らずに済む可能性はあるけれど、増えるかと言えばこれも懐疑的」と言うのだ。結果的に出した結論は「ステロイドという普通じゃない状態にあれば、また痛み出す可能性はある。その時に抜けないと、つらい思いをするだろうし、リスクも抱えるから抜いておいてもいい」

この助言で抜こうという気持ちに傾いたのだが、穂高先生と茶髪っぽい先生が顔を揃えて、病室に入ってくると、

「抜かなくても大丈夫ということになったそうですね」

と話しを始めた。なんのこっちゃ。

「えっ？　私には抜くべき歯だって言いましたよ」

「でも、記録には、緊急性はないから抜かなくてもという風に残っていますが……」

決意がぐらぐらと崩れた。何を考えているのか？　面倒な患者だと思ったのだろうか。

「かかりつけの歯科の先生の意見を聞くということになっているようですが、それは？」

その点はきちんと伝わっているらしい。

「さっき電話しました。膿んでなんかいないって言ってます。でもリスクがあるから抜いたほうが安全だと。ただ、その先生もちょっと偏っているというか」

長年通って、信じている歯医者さんではあるものの、ここ数年、歯科にホリスティックな考えを混ぜ込むようになっていた。考え方としては私も好きなのだが、その説明がぼそぼそ口ごもった調子で、理解できないことが怪しさを呼び始めていた。

「じゃあ、セカンドオピニオン？」

遠慮して言えなかったことを、先生から提案してくれたので助かった。院外の先生に、抜く理由を明確に説明してもらえれば納得できる。このままじゃ小さな鉢に入れられた金魚みたいに、気持ちが右往左往するばかり。

歯のことを考えると憂鬱になる日々が続いた。忙しい穂高先生には病院を探す手間をかけることになり、当直明けの眠そうな表情や、パソコンに向かって一分一秒も惜しい様子でデータを叩き込む姿を見るにつけ、厄介なこと頼んじゃったなあと頭を垂れた。

見舞いに来た友人は、病院内のカフェで、

「歯なんて抜いちゃえばいいじゃない。私だって両方とも奥歯ないんだから」

と、もごもごご言いながら、こちらに向けて大口を開けた。ガン治療で一時期丸坊主だった友人は、そうやって私を励ました。

「あのさあ、そういう風にごちゃごちゃ考えないで、全部医者に任せちゃえばいいのよ。まな板の上に、もうのっちゃってるんだから」

確かにそうなんだが、と私も思う。

我々は小学校時代からの友人で家も近所。セレブ志向の彼女に対し、庶民派を身の丈とする私とでは、外見的対立点はあるものの、筋が通らないことや、倫理的に納得できないことを話題にすることが多く、それはおかしい！　と互いの賛同を得ることで共鳴しあう仲だ。だから、青年歯科医のことも分かってくれると思ったら、「何も考えずに、すべてを医師に任せるべし」と一刀両断だった。気持ちを楽にさせようという優しさだろう。でも私はやっぱり、理解と納得をしながら一歩ずつ前進したいと思うのだ。後悔したくないから自分で決めたい。

検査のない晴れた日を選び、私はレントゲン結果を焼いたCD－ROMと紹介状を持って、歯科のセカンドオピニオンへ出かけた。通いなれた近所の歯医者さんとは違い、交通量の多い幹線道路が近くに走る都会の歯科医院は、総合診療、口腔外科、小児歯科、インプラントなど部門ごとに分かれており、セカンドオピニオン外来も受け付けていて、自分の今までの治療を悔やんだ。

呼ばれて中に入ると、広い診療室はパーテーションで区切られ、各ブースで医師が診察に当たっていた。

シャンプーのCMにでも出てきそうな長い髪のインターン女性がまず現れ、問診する。一本の歯にこだわっている患者をどう思うのだろう？　説明が一段落する頃、五〇代ぐらいの先輩格の男性医師が足早に私の診察スペースへと入ってきた。挨拶と同時に、レントゲン映像を見始める。脇から、別の新米医師に声をかけられ、七〇代の女性患者のインプラントを誰に執刀させるかを指示している。多忙さを取り仕切る態度に、また頭ごなしの

診断をされるのではないかと不安がよぎる。だが彼は私の方を向き、穏やかな表情と声のトーンで、

「抜きたくないよね」

と言った。肩の力が抜ける思いがした。いい先生でよかった。

柔らかな接し方、自信と経験をうかがわせる振る舞い、そして何よりも私を安心させたのは、患者と同じ目線で考えようとしてくれていることだった。

「医者によって、歯を残すか、抜くかという判断は分かれるものだけれど、私の場合、極力元の歯を残す方向でいつも治療をしています。でもこの歯はね、抜いたほうがいいと思うんです。このまま放置すると、隣の歯にも炎症が起きる可能性があるから」

絵をかいて、とても分かりやすく説明した。そして、

「ビスホスホネートを使うなら、服用を一時的に休めば今後も治療はできる。緊急性のある歯は一本のみ」

ときっぱり。

何の抵抗もなく、私は素直に従う気になれた。できればここで抜きたい！

診察を終え、病院まで電車で帰ってみることにした。足がふらつき、人ごみの中を歩くのが怖いと感じるようになっている。トイレに行くと、久しぶりに多量の泡が便器に浮い

て、「まずい、無理をしすぎた」と心の中で呟いた。

そしてそれから約一週間後、結局私は保科総合病院で抜歯していた。外の病院を選べば抜歯後も数回通院しなければならない。体力的にそれはしんどい。途中で感染症をもらわないとも限らない。抜歯後まれに止血しなかったときのリスクもある。ただし青年歯科医ではなく、先輩歯科医に担当してもらうことにした。

あれだけ騒いだのに、一巡りしてここで抜く。でも時間の無駄とは思わなかった。納得しないと進めない。病気じゃなくても、仕事だって、人付き合いだってそんな進み方しかできなかった。医療を選択することと生き方は同じなのだ。気の合わない人とは友だちになれないのと同じように、気の合わない医師とは一緒に病気に取り組むことはできないし、納得できない医療は受けられない。

一部じゃなくて、全部を診てよ

私の骨密度は平均をキープすることができているのか。骨量測定は、もう五年以上前に受けたきりだ。そこで、骨の治療に入る前に骨密度を検査することになり、骨塩定量検査を受けた。大腿骨頸部と腰椎をX線撮影する。

夕方には、茶髪っぽい先生が「岩瀬さ〜ん、大丈夫でしたよ」と、検査結果を手に明るい表情で病室に入ってきた。ほっとした。何しろ年齢的にもカルシウムが減る時期だから。結果の表を広げながら、

「これが大腿骨の結果ですが、若い人と比べて八〇パーセント、同年代と比較したときは九一パーセントだから大丈夫です。腰椎も同じ結果で問題ないです！」

と説明した。

「あー、よかった」

久しぶりに、いいニュースだった。先生が部屋を去ってからもグラフを見ていると、日本語の検査結果と一緒に英語で表記した同じ結果がホチキスでとめられていることに気付いた。そして、英語の結果を見てみると、茶髪っぽい先生の説明とは違い、腰椎は若い人と比較して六四パーセント、同年代と比べても七一パーセントしかない、と書かれているではないか。どういうことなんだろう？　日本語の検査結果は、よく見ると二枚とも大腿部の結果である。混乱する。部屋にいた看護師さんに、穂高先生を呼んでもらった。

「どうかしましたか？」

部屋に入ってきた先生に、質問をぶつけた。

「お呼びたてしてすみません。さっき研修医の先生が問題ないって持ってきてくださった

骨塩検査の結果なんですが、確かに大腿骨の結果は大丈夫そうだけど、英語の結果を見ると腰椎は六四パーセントと七一パーセントしかない。大腿骨と腰椎と、どちらの結果が正しいんですか？」

まっすぐ先生を見て尋ねる。

「どちらも正しいです」と言う。

「通常は、どちらを主体に見るんですか？」

「それはどちらも大切です」

「じゃあ問題ないって言われたのは、なぜ？　腰椎の六四パーセントと七一パーセントって低くないですか？　そうでもないんですか？」

気がつくと詰問口調になっていた。間違った情報を伝えられてムッとしていた。

「骨量が低いのは、これまでステロイドを続けていたからだと思います。飲み始めてから四年ぐらいですよね」

「そうです、だいたい四年」

答えながら、四年も飲んでいるのかと認識し、その間、骨量が少しずつ減り続けていたのに、それに対して何もしてこなかったことがだんだん腹立たしく思えてきた。いざ減ってからそれはステロイドのせいだなんて。それって、何か間違ってやしないか？　仕事モードの強い私が出てきて、きりっとした目つきで先生と対峙していた。そして言った。

「ステロイドを飲み続けることで骨量が減るというのなら、なぜ今まで一度も骨密度を測ろうとしないいんですか。カルシウムを一生懸命とるようにしなさいとか、そういう注意喚起さえなかった。穂高先生に言っても仕方ないとは思いますよ。担当だったわけじゃないから。でも最初にステロイドを飲み始めた病院でもここでも何もフォローなんてしてくれなかったのに、減ってしまった今になって、それはステロイドのせいですって言うなんておかしいですよ。今回みたいに大量じゃなくても、飲み続ければ一〇ミリでも七ミリでも危険だって分かっているのに、どうして今まで放ったらかしなんでしょう。それって、無責任ですよ」

　間違いを糾弾する原稿にペンを走らせるような勢いだった。こんな自分、久しぶり。穂高先生には私が豹変したように見えたのか、黙ってまっすぐこちらを見ている。私は続ける。

「ネフローゼが改善してきていることは感謝しますよ。でも、大量にステロイドを飲んで、副作用でまた薬を飲んで、歯科で嫌な思いをさせられて、もともとの病気が改善されないなら、私、出て行きますから」

　なぜ骨量の話からそこに飛んだのか、私にも分からない。出て行きたいと思っていたわけでもないのに……。たぶん心の奥に隠れていた〝もう嫌！〟っていう患者のわがまま気分が言葉になって出て行った。誰に対して言ったのでもなく、たぶん、こんな医療が嫌だった。

こうして入院して、大量のステロイドを飲んだから骨量を意識してくれたけれど、日常的に少量を飲み続ける状態が続いていたら、もっと骨量が減って、骨が折れるまで何も助けてもらえなかったかもしれない。悪いところを部分的に治そうとするから、ほかの箇所にひずみが出る。どうして普段から、身体全部を見てくれないのか。それは自己責任なのか？

私の話しぶりを黙って聞いていた穂高先生はひとこと、無表情なまま、

「怖い」

ぼそりと呟いた。そんな正直すぎる感想を言われて私は、

「でも、本当だし」

と小声で言い、伏し目がちになった。調子に乗って言い過ぎた……。

「できるだけ早く、骨の治療を始めましょうね。フォルテオっていう、以前に少しお話しした自己注射を使えないか、海猫先生とも相談してみますから」

と、部屋を出て行った。

間違ったことは言っていない。強気の姿勢をくずさずに先生の背中を見送り、私は歯を磨き始めた。歯がこんなに悪くなったのは自己管理の悪さだと反省して以来、暇も手伝って異常に時間をかけて磨くようになった。歯は自己責任でも、骨は自己責任の範疇を超えているという思いが隠れていたから、あんな話し方になったのだろうか。

考えていると、夕方浴びたシャワーで水が入ったまま、耳抜きができずにくぐもった声を聞き続けている左耳が気になりだした。左手の人差し指を耳の穴に差し、右手で歯を磨き続けていると、今度はさっき穂高先生に言った言葉に自己嫌悪を覚えた。

「よくならないなら出て行く」

あんなに一生懸命やってくれている医者に対して、言うべき言葉ではないはずだ。考えれば考えるほど、ひどいことを言った気がしてきた。謝らなければ、失礼すぎる。ブラッシングの手を止め、泡だらけの口を急いでゆすいだ。

そして左耳に指を入れたまま、パジャマ姿で穂高先生を探した。謝らなければ。指を抜くと、心の安定が失われそうな気がした。

ナースステーションで、看護師さんと話しているのが目に入る。躊躇しつつ、

「先生」

と声をかけると、気付いて私を見たが、何？　という表情だ。

「私、さっきひどいこと言いました」

「えっ？　フォルテオのことですか？」

と、まったく分かっていない様子に安堵した。

「よくならなかったら出て行くって、失礼なこと言った。ごめんなさい」

頭を下げる。先生は、

「いえ、それは」

と椅子から半分立ち上がった中腰の姿勢で、そんなことは気にしなくていいからと言いたげに手のひらを横に振る。

私は相変わらず左耳に指を入れたまま、もう一度頭を下げてお詫びをし、部屋に戻った。ようやく耳から指をはずし、歯を磨きなおしたけれど、自分が変なやつに思えて仕方がなかった。普段はもうちょっとマトモなんだけど。

医療のTPO。予防医療とスピード医療

翌日は、まばゆいばかりの十五夜お月さまが夜空に浮かんだ。頭を斜めにして、窓枠のもっと上の方にある満月を見上げる。あそこに帰る日はいつになるのか……と考えてみた

りする。なぜか私をウサギと呼ぶ人たちがいるので。

入院から一ヶ月少々が経過し、うだるような夏が終わりを告げようとしていた。昼間は窓越しに強い日差しが差し込むけれど、長袖の見舞客を見かけるようになった。秋が始まったのだ。こんな長期入院が人生で待ち受けているなんて、昔は思ってもいなかった。入院する人はきっと同じことを思うのだろう。誰だって、できれば入院なんかしたくないし、手術や強い薬は避けたいはずだ。

そんなふうに思っていたので、ネットでアンジェリーナ・ジョリーのニュースを読んで、理解できずに言葉をなくした。遺伝的に、乳ガンになる確率が高いからと、まだガンにもなっていない乳房を切除したという。そして、それは予防医療であると表現されていた。

予防医療というのは、手術をしたり強い薬を飲んだりするような病気にかからないように、健康を維持するために行う医療関連行為のことかと思っていた私は、そのニュースを何度も読み返した。アーユルヴェーダで体内を浄化して、病気の原因となる毒素を排出することを、予防医療の最も分かりやすい例としてとらえていた私とは、完全にずれている。手術して、血を流して、体を傷つけて、痛い思いをして、悪くないものを取ることが予防医療？　西洋医療では、予防医療の理解の枠組みが違うのか？

ということは、私の歯を抜くことも予防医療ってことになる。明日から「ダイフェン」

という薬も出るが、これも予防医療？「ニューモシスチス肺炎」という特殊な肺炎をはじめ、感染症全般にかからないようにダイフェンをあらかじめ飲んでおく。

筋力が徐々に落ちてきているが、それは予防しないのか？　売店に行こうとした時、階段をうまく上れずに、明らかな筋力の低下に気付いたのだ。放っておくとまずいことになる。ベッドに仰向けになり、自転車漕ぎ運動をしていると、茶髪っぽい先生が様子を見て「とてもいいと思いますよ」と言う。そして「薬の副作用だから仕方ないですよ」とつけ加えた。そりゃあ、仕方ないと私も思う。でも筋力が衰えることは分かっているのに、なぜ運動をもっと推奨したり、指導しないのか。そういう予防的治療はないのか？　西洋医療では、薬と手術だけが予防医療の手段なのか？　納得のいかない思いで、私は足を回し続けた。

食事だってそうだ。ステロイドを飲んでいるとコレステロールや血圧や血糖値が上がりやすくなるという。それなら、食事に天ぷらやゆで卵なんて出さないでくれと言いたい。日頃食べている玄米なら、そうした問題にも効果的と言われているのでお願いしたが、用意がないという。大病院で、たった一人の要求にこたえられるわけがないことは分かる。ゆで卵で本当にコレステロールが上がるかどうかは分からないし、玄米だって消化の悪さゆえにあまりよくないと言う人もいる。でも食事をコントロールすることで、飲まずに済む薬があるはずだ。そういう意識を入院中の患者に持たせることも大切なんじゃないのか。

アーユルヴェーダ・ホテルで、今の症状には何を食べるべきで何を避けるべきかを、ドクターが一人ひとりに指導してくれることに馴れている私には、病院のこうした体制は不備に思える。正直なところ、アーユルヴェーダの食養生を完全に支持しているわけではない。むしろ成分値を重視する現代の食養生のほうがもっともだと思うことはしばしばある。漢方の食養生に納得させられるときもある。結局のところどの方法を取り入れるかは、自分の感覚と身体の声に耳を澄ませるしかないと思うし、ミックスして考えるのがいいようにも思える。病院がカロリー数や塩分を気にしてくれているのも理解している。

だが無理と分かってはいても、一人ひとりの症状をもっと見極めて対応してくれたらいいのに、と思わずにはいられない。食べる物が私たちの身体を作っているのだから。食事に注意を向けることで、未然に防げる病気や、改善につながることがあるのだから。本当の予防医療ってそういうことなんじゃないのか。病気になって本格的に薬を飲む前に、できることをやることが予防医療なんじゃないのか、とまた納得のいかない気分になった。

でも、この時代、きっとそんなことはやっていられないのである。毎日忙しく働き、身体のことを気にしなくちゃいけないのは分かっていても、運動する時間もなく、食に気を使う暇もなく、睡眠を十分取れなくても働く。ストレスがたまれば、カロリーが高かろうが、身体を冷やそうが、毒素がたまろうが、自分の好きなものを食べて気分を晴らす。性懲りもなくそれを繰り返す。もしも病気になれば、薬が治してくれる。アーユルヴェーダのような伝統医療と違い、病院で出してくれる薬には即効性がある。そしてよく効く。だから、悪くなったら飲めばいい。いっそ悪くなる前に切って取っちゃっておけばなお安心、っていうのが現代なのだ。

みんなの生活スタイルに合わせた医療なのだよ。こんな時代だもん、医療だってスピーディーじゃなくちゃ時代についていけない。

テレビのニュースが一週間を振り返る。台風一九号が来たのも、イプシロンがようやく飛んだのも、秋風が吹き始めたのも、iPhone5が発表になったのも、東京から名古屋にリニア新幹線が開通することが決まったのも、任天堂の山内社長が亡くなったのも、消費税が八パーセントになると決まったのも、全部この一週間で起きたことだもん。医療だってこのスピードが当たり前。

何にだって、適材適所というものがある。洋服にはＴＰＯがあり、家には環境に適した建材があるように、病気にも生活環境に合わせた治療がある。この時代に生きて、この街に暮らして、私はそこに合わせた医療を受けているだけのことなのだとつくづく思う。見てよ、ここからの眺め。緑があるのは、神社のところだけ。暮らしの中の医療なのだよ。

でもスリランカみたいな国で、のんびりアーユルヴェーダを受けていた私には、次から次に増える薬の量も、次々に自分の体に起こる症状にも、ついていくのが大変で。

もうちょっとゆっくり行こうよ、と言いたいけれど、スピード医療に一生懸命ついていってるおかげでいい経過報告が入った。とりあえずタンパク量が一グラムにまで減り、ネフローゼと呼ばれる症状からは脱したそうだ。ステロイドを始めてから一一日目。入院してから三六日目。ありがたい。

日本の都会で生きていくこと、その環境の中で治すこと。アーユルヴェーダじゃ治らないからステロイドに頼る。だから今ここにいる。

第3章　おまかせ医療じゃなくて自分も参加

ヨガのヒタヒタ感に助けられ

小さなバッグに、低脂肪の牛乳と塩分控えめのお煎餅とノンシュガーのクッキーとiPadを入れ、庭に出て過ごした。それが日課になっていた。骨密度問題のときだけはきっぱりした態度だったが、じめじめした低空飛行な気分は、相変わらずだった。狭い庭の気分転換では、応急処置の絆創膏程度の効果しかなく、心はバランスを崩しかけていた。

部屋に戻って、パソコンで骨量を増やすための自己注射フォルテオのことを調べていると、でんでん太鼓症状が辛くなってきた。最初、横になっている時だけ響いていたでんでん太鼓は、何か変わった出来事があっただけで、ひどく高鳴るという具合に頻度を増していた。

フォルテオのウェブサイトを見ながら、自分で注射を打つことを想像し、二年間しか使用が許されていないという説明を読んでいると、それだけでドキドキが収まらず、腰まで痛くなってくる。なんなのよ、私。もっと強くならないと。だが、がんばろうと思い過ぎるせいなのか、弱い自分が惨めで泣けた。弱すぎると思ったらもっと涙が出て、鼻血まで出てくる。

辛いなら泣けばいい、弱いのは当たり前なんだから、と自分を励ます。こんな治療は嫌だとか辛いとか言ったら逃げ出したくなりそうだから口に出さずにいるけれど、いつもいつも頑張ってなんていられない。

病気だからじゃなくて、病院だからじゃなくて、日頃から弱音なんて吐かずに生きてきた。強くなりたかったわけじゃない。だけれど、強くならざるをえない状況に何度も立たされる人生を送ってきた。そしたらすっかり、弱音を吐いたり、誰かに頼ることが苦手な人になっていた。本当はもっと頼り上手のかわいい女子でいたかったのに、仕事に逃げ、仕事に支えられることで、辛さを忘れることを覚えたら、また強くなった。でも芯から強くなったわけじゃない。芯から強い人なんているのだろうか？

おかげで強そうに見えるのに実際、心はよわよわで、年がら年中ドキドキして、息が苦しくなって、おまけに腰が痛くなって、頭痛までしてくる。ちょうど看護師さんが来たので計ってもらうと血圧は高くもなく、熱は三六・六度、血中酸素濃度は九七パーセント、どれも正常。やっぱり気持ちの問題なのだろう。つくづく思うのは、心の作用は数値には表れづらいってこと。

体重も減り過ぎだ。入院当時六四・四キロだった体重は五二キロ台に突入しようとしている。身体の機能が体重に追いつかなくて、心もついていかない。軽自動車に大きなエンジン載せているみたいな。

ちょうどそんな時、ヨガの先生、チマちゃんから連絡が来た。

入院していることは、友人にほとんど知らせていなかった。もし言えば「何が起きたのか、病名は何か、それはどんな病気か、どうしてそんなことになったのか」と質問攻めにあう。考えるだけで、衣類の絡み合った洗濯槽みたいな気分になった。

だが彼女とは、入院当日花火大会を見に行く約束をしていたので、数少ない入院騒動を知る人物だった。「お見舞いに行きます」と言ってくれるのを、「たいへんでしょうから」などと断らずに、「ぜひ来て欲しい」とメールを返したのは、今、自分にとって一番必要なのは、ヨガのような気がしたからだ。

チマちゃんは日頃から、不調を訴える人の改善を目指したアーサナ（ポーズ）を教えている。ベッドの上でリンパが流れる運動とマッサージ、筋力維持の簡単な方法を教えてくれた。私の肩がすぼまって姿勢が悪いことも知っているので、指示がとても的確。もちろんヨガの本質はエクササイズではないけれど、終わった時には、滞留していたものが全身に流れ出した気がした。仰向けになると、浮いてしまいがちな肩がベッドにペタッとくっつき、身体に軽快感を覚えた。便秘がちのお腹の調子も改善した。

「まだちゃんと動けてる、そんなに体力落ちてないよ」

と元気付けてくれる言葉が、自信につながる。帰った後、お礼のメールを送った。

「自分がまだ大丈夫だって思えたし、久しぶりに笑顔になれた」

心も体も少し追いつけた気がした。次々に薬が来て、心配だらけで、それでも頑張ろうとしていた。それなりに大変なのだよ、ドキドキが止まらなくたってあたりまえなんだ、と客観的になれる。

一人になってからも、さっきと同じことを繰り返した。そしてベッドにうつ伏せになって休んでいると、不思議と心がヒタヒタと満たされて、穏やかな幸福感に包まれた。何なんだろう、このヒタヒタ感……こんな感覚を味わえるなんて……幸せと一言で表現するのとはまた違う、満たされていく感覚。ずっとそうしていたい気分だった。遠くで走り抜けていく車の音さえ心地よく、意識が別のどこかに飛んでしまうこともなく、ただ収まるべきところに収まり心がじっとしている。秋の夕暮れの人気の少ないワイキキビーチで、身体も心もなまぬるい砂浜に溶けそうになりながらうつぶせに寝ていた日を思い出す。瞑想しようと思っても、体中の細胞が騒ぎ立てているように感じてできなかったのに、やっと心が砂浜に空いた穴にすっぽり収まったような安堵感があった。

ドキドキは止まらないけど、この先どうなるかわからないけど、これでいい。つまり、幸せはこういう心の中にあり、こんなヒタヒタとした思いになれる時、歯を抜くことも、副作用の薬を飲むことも、自分で注射を打ってカルシウムを増やさなくちゃいけないことも、別次元のことに思えた。

そしてなぜか、ヒタヒタ感と一緒に、人に感謝する気持ちがわいてきた。母にはどれほど心配をかけているのだろう。家族だって、友だちだって、先生だって、みんな本当に心配して支えてくれようとしている。

夜、母に電話した。「本当に、ごめんね心配かけて」といった言葉が不思議と自分にもう一回跳ね返って来るほど、心のこもった言い方だった。知り合いの祈祷師さんのところへ行き、私のことをお願いしてきたという。母自身にも支えが必要だった。「治るから心配いらない」と誰かに言ってほしかったのだ。護摩焚きのお札を一〇八本も書くという。祈祷師さんが、それを持って滝の修行に行く。そうやって誰かが誰かを支えて生きている。

人は誰だって一人だけれど、支え合うから生きていける。一人で頑張ろうなんて思わない方がいい。もっと人に頼っていい。

瞑想が教えてくれる同時進行の無駄

「岩瀬さんの監修するアーユルヴェーダ・ホテルを作りませんか？」

朝、メールを開くと、スリランカの知人から願ってもないオファーが入っていた。

二〇〇二年に初めてスリランカのアーユルヴェーダを知って以来、いつかやってみたいと思い描いた夢だった。一度は挫折もし、あきらめかけた夢だ。抱えていた花束が落ちそうになるところを拾い上げ「はい、どうぞ」と、何の前触れもなくプレゼントされた気がした。

「もちろんやります！」速攻で返事をして、温めてきたアイデアを書き連ねたかった。でも、何て書けばいいんだ。今は病気で入院している。そのことを言ったら、オファーはなかったものになってしまうのか。アーユルヴェーダを紹介しておきながら、アーユルヴェーダで自身の病気を治せなかったことは、ホテルをやる上でハンデになるのだろうか。

こんな状況でもアーユルヴェーダはもういいや、とは思えなかった。ただ今後、どういう紹介の仕方をしたらいいのか、わからなくなっていた。

最初に取材を続けていた頃は、ミラクルな治療効果を知って好奇心のとどまることがなかった。たとえば心臓のバイパス手術をせずに済んだ不思議なオイルとか、骨折を治すオイルとか、西洋医療では考えられないような話を耳にするたび、治療の可能性に期待した。今もミラクルは信じている。奇跡的に、何かのはずみで、時間と場所と医者と薬のタイミングと、本人の心持ちと、もろもろのすべての縁が符合するとき、ミラクルが起きると私は感じる。

もちろん、頭痛とか鼻づまりとか便秘とかにアーユルヴェーダは効くし、肌疾患や美容にもいい。凝りや痛みが軽減したり、疲れが抜けて憂鬱な気分が晴れたりと、さまざまな場面で効果がある。でも、効かなかった場合について以前よりも強く考えるようになった。いつか自分の症状が落ち着いて、客観的に考えられるようになったとき、別の見方ができるようになるのかもしれない。今は過渡期なんだ。そんなややこしい思いを、声をかけてくれた人は理解してくれるだろうか。

はやる気持ちを抑えきれず、朝の回診に来た穂高先生に、

「すごくいいオファーが入ってきた」

と打ち明けた。具体的なことは言わなかったけれど、

「やって欲しい」

と応援してくれた。

先生は私が何をするかということより、入院する前の状態に戻ることを望んでくれているのだろう。医者というのは病気の治療が仕事と思っていたけれど、ここにいる先生たちを見ていると、患者ができるだけ生活の質（QOL）を落とさずに、以前に座っていた席に戻れるように手を貸してくれているのだと感じる。もちろんそのためには病気の改善が必要だけれど。

でも、こんな病状では、もちろんスリランカへ行けない。メールの本人が近いうちに日本へ来るという。きっと、痩せたこけた姿を見て驚くだろう。ふくよかだったバストは立て板状態、逆さにしたキューピーマヨネーズみたいだった足はモデル並みの細さに、手持ちの衣類はどれもブカブカだ。聞かれたら、ダイエット治療中だと笑って病気を打ち明けよう。問題に直面した時は素直になることが、最善策と信じて今までやってきた。本心で体当たりするなら、たとえ失敗しても後悔することはないから。

午後になると朗報が入った。始めて以来毎日五五ミリグラム飲んでいたステロイドを明日から五〇ミリに減らしていいという。三週間は五五ミリを続ける覚悟だったが今日は一八日目、少し早めに前へ進める。今朝、話をしたこととは関係ないと分かっていても、私には「がんばれ」と背中を押されているような気がした。

翌日には、入院後間もなく採取した腎生検の、電子顕微鏡の結果がようやく上がってきた。巣状糸球体硬化症。もともとの病気で異常に増殖した形質細胞によって、腎臓の一部がつぶれたような状態だそうである。

久しぶりに海猫先生が来たので、私は心臓のドキドキが収まらない件と、少し前から手のひらと足の裏がじりじりしびれる感じがあることを相談した。先生は動脈から血液を採り、酸欠になっていないかどうかを見た。結果は正常だった。不整脈があったり、心拍数が異常に上がれば、心臓に問題があると見るけれど、

「たぶん過敏症でしょう」

と結論付けて帰って行った。しびれの症状も、脳からきているのであれば左右の手足の片側に出るはずだから、心配は要らないという。その後、心電図や頸椎のレントゲンも取ったが、どれも問題ない。

過敏症。たぶんそうなんだろう。確かに私は、いろんなことにかなり神経質になっている。

一日三回、一回に三〇分以上かけて歯を磨いている。筋力低下を防ごうと運動をしても、代理先生に「やり過ぎるとネフローゼがまた悪くなる」と言われて不安になり、数日間はベッドから動かなかった。タンパクが増えたらどうしようと思うと、牛乳さえ飲めない。骨密度が気になって、海苔を全型二〇枚分、一週間足らずで食べてしまった。アーユルヴ

エーダで止められていたパイナップルとマンゴーにも手が出せない。肉はもちろん除外してもらっている。

しかし過敏症だろうがなんだろうが、本当にドキドキして、私は困っていた。シャワーを浴びて、髪を乾かそうとして、そんなことでさえ心臓が強いビートを刻む。どっくん、どっくん……。

なぜ? どんなときに、こうなるんだ?

導き出した結論は「きっと、いっぺんに、いろんなことをやろうとしているから」。たとえばイヤホンで音楽を聞きながら、窓のほうを向いて景色を眺め、髪を乾かす。一度に三つのことをやろうとしている。普段は、三つとは数えない。だが、今の私には三つの動作だった。

そうだ、……マインドフルネス、ヴィパッサナー瞑想……、記憶がよみがえってきた。スリランカで瞑想センターに修行に行ったとき、学んだではないか。毎日、何も語らず、ただひたすら朝から晩まで瞑想に明け暮れる中、一つのことをやりなさいと教わった。いっぺんに二つはやらない。一つのことに集中する。掃除をするときは掃除をし、食べるときは食べ、洗うときは洗うことに、意識を集中させる。余計なことは考えない。そして数を数えたり、呼吸に集中して瞑想し、雑念を追い払う。雑念が消え、集中できるようになると、自分を客観視して、あるがままの自分を観察するヴィパッサナー瞑想へと進んでいく。

あのとき、スリランカの僧侶たちに教えてもらったこと。いっぺんにやることの無駄。思考の無駄。話すことの無駄。無心になり、静かに座っているときの心の安定。

忘れていた。今、あの心の静寂が必要なんだ、と私は思い出した。

そして横になって考える。海猫先生の言うとおり、きっと過敏症で、だから普段の心臓の音が何倍にもなって聞こえているとすると、普段は聞こえていないだけで、実はこんなにも毎日ドキドキしながら、交感神経を働かせながら暮らしているのかもしれない。

これまで経験してきた人生における修羅場は、身体にどれだけの負担をかけてきたのだろう。自分の病気はストレスと無縁ではないと確信しているけれど、病気になって当たり前なのだ。

母の知り合いが、入院中の私にと持ってきた林真理子さんの本『野心のすすめ』の表紙を眺め、袋に入れ直す。勘弁して。今はこの手の本は読みたくない。野心なんていらない。競争なんてしたくない。誰がどうしようがかまわない。ただただ静かに森の中で暮らしたい。私は目を閉じて、木々にかこまれたコテージに朝日が差し込む風景を思い浮かべた。

このままじゃ、アーユルヴェーダ・ホテルの監修なんて、たぶん無理だ。

でもきっと自分だけじゃない。誰も彼もが、ドキドキしながら生きている。聞こえないけれど、本当は町じゅうが、心臓のバクバク音であふれている。それが現代なのだ。私たちはそのことに気が付いていないだけなのだ。

私は毎日、殆ど瞑想センターで暮らしているのと変わらない過ごし方をした。テレビを見ない、ニュースを読まない、ラジオも聞かない、音楽も聞かない。目や耳に入ってくるとドキドキを加速させるすべてを取り除いた。そしてあわてず、一つずつ、食べる。食べる時も歩く時も意識をそこに持っていく。メールも、順番に、一つずつ、あける。一つずつ、考え、返信したら、次を開ける。ゆっくり庭へ下りて行き、椅子に座って深呼吸をしてから、静かに目を閉じ軽く瞑想をした。

仕事が滞っている出版社からは、大きな封書が届いていた。ずっと仕事を待ってくれている。執筆作業は、腎生検の頃にストップしたままだった。発売日も遅らせた。そろそろ始めてほしいという意味だろう。きっと一つずつゆっくりやって行けば、仕事もできる。お隣のベッドに入ってきた人は、薬を飲みながらも仕事場にサクサク通っているじゃないか。動いたら休む、を守ればきっとなんとかなる。

夕方、回診に来た穂高先生に宣言する。

「こんなドキドキよたよたしていたんじゃ、治るものも治らない。不安がるより、治ると信じて進んでみる。仕事だってもう待ってくれない」

「じゃあ、その方向で行こう！」

だが、全然サクサクなんてわけにはいかなかった。封書は開けたものの、何も思い出せなかった。スリランカってどんな国？　いったいあの国のどこが好き？　みんなに伝えたいことは何？　自分が企画したことなのに、驚くほど何も浮かんでこなくて、思考力さえ奪われた気がした。

縄文杉に重ねた自分のための治療

一〇月三日、入院してから五〇日目、発症から数えること五年と約二ヶ月、ようやく私の病気の診断に一応の決着がついた。

病理検査の結果や、院外の権威者の話を総合し、下された結論は「多中心性キャッスルマン病」だった。ステロイド治療を始める前のインフォームド・コンセントでも言われたがＩＰＬはやはり、病態の似ているキャッスルマンと統合されたという。

キャッスルマン病の一番の特徴はリンパ節の腫脹だ。インターロイキン６（ＩＬ-６）と呼ばれるサイトカイン物質（細胞間で細胞の増殖や分化などの情報伝達を行うタンパク質の総称）

が病的に増えているために、リンパ節腫大など多くの臓器障害をきたす。

二種類のキャッスルマン病があり、身体の一部のリンパ節が腫れる限局型と、全身のリンパ節が腫れる多発型がある。前者は、肥大したリンパ節の切除で完治するが、私の罹った多中心性キャッスルマン病は、あちこち切除するわけにはいかないので、現行のとおりステロイドの投与、そして副作用の多いステロイドの量を減らすために、やはり生物学的製剤のアクテムラとの併用を検討するという。

お値段もけっこうするらしい。毎月、高額療養費制度のお世話にならなければいけない。四万四四〇〇円を限度に、それを上回る負担は国の保険制度がカバーしてくれる。四万四四〇〇円はきついが、それで済む日本の皆保険制度をありがたいとも思う。

以前、タイの医療ビジネスを取材したことがある。王様だろうがホームレスだろうが日本は同じ医療を施す。医療がビジネス化していないから、それができる。だが、貧富の差と医療の差が直結しているタイには、高級ホテルと見紛うような病院が建ち、中東をはじめ各国の富豪を患者様（お客様）として迎えていた。

いつか日本にもそんな日が来るかもしれないと思うと、ぞっとした。歴然とビジネス化していないにせよ、日本だってＶＩＰなら腕利きの先生に診てもらえる可能性が高いとか、裕福なら高額な先進医療を受ける余裕があったり、いい医療を受けられる傾向はすでにあるけれど、いつか「お金がないなら、さようなら」ときっぱり言われる日が来ないとも限らない。

皆保険制度があるから日本人は予防医療への意識が育たず、結果的に保険財政を圧迫しているという見解にも一理あるとは思うけれど、私のような医療費負担の重い病気を抱えた患者にとって、日本の制度は本当に助かる。

週末の病棟は静かだ。検査が行われず、看護師さんの数も少なく、動きがあまりない。ゆるい空気の中、楽しそうに会話する看護師さんの笑い声が廊下に響く。楽しそうなのに物悲しいと感じるのは、秋めいた気候のせいか、まだまだここから抜けられないと知っている気持ちのせいか。

新聞のテレビ欄に世界遺産の屋久島の番組を見つけ、私は久しぶりにテレビをつけてみることにした。テレビだけに集中すると決め、お茶も飲まずに、ゆるりとした気持ちで画面を見つめる。

何千年もの間生き延びてきた縄文杉が映し出される。風雨に耐え、環境と歩調を合わせながら、すべてを取り込むようにくねくねと太い枝を伸ばす縄文杉。その縄文杉を診る樹木医の男性が画面で紹介される。観光客や大気汚染の影響で傷んでしまった木々の面倒を見る木の専門医だという。柔和な雰囲気を漂わせた樹木医が、

「樹液の流れは血液の流れと同じようなものだから、傷んだ木に薬を入れて樹液に乗って入っていくのを見ていると、木が生きていると感じる。自分のやっていることは、何千年と生きてきた木にしてみれば知れたことだ。言葉を持たない木に、ほんの少し手を貸しているだけ」

と話した。そして素直な木だと語り、生きる意志、頑張ろうという意志があるのだと、木の生き様を代弁した。

自らの力で生き抜く自然の様子を見ながら、私はいつの間にか自身の状況を重ね合わせていた。できることなら私も、こうでありたい。もちろん手を貸してもらわなければいけないけれど、本来持っている力を使いたい。

そんな風に、縄文杉のありように同調してしまったのは、数日前から始まった新しい薬のことが引っかかっていたからだろう。

私の腎臓は、ネフローゼと言われる状況からは脱していても、全く泡が出なくなったわけではない。それでも基準値にかなり近づいており、あとは時間がたてば治まると思っていた。だから急に、

「あのですね、早くタンパクを止めた方がいいと思うので、明日から薬を出しますから、飲んでもらえますか？」

と言われ、何でそんなものを飲まなくちゃいけないのかがよく分からなかった。

「薬？　タンパクずいぶん減ったのに、薬を飲まなくちゃいけないんですか？」

私のストレートな質問に、

「そうですね。飲まなくちゃいけないのかという疑問はあるかと思いますが……」

と煮え切らない言い方に、私はそれがほかの先生の指示なのだろうかと憶測した。

「このままステロイドだけ飲んでいたのでは、抑えられないんですか？」

「早く減らしたほうがいいですから。『ニューロタン』と言って、本来は高血圧の薬なんですけどね、血圧には作用しませんから」

「血圧？　これ以上抑えるんですか？」

私の血圧は、いつも低い。たいがい上が九〇代なのだ。

「それは大丈夫ですから」

「……そうですか……、わかりました」

しかたなく了解はしたが、納得してはいなかった。私だって、タンパクを止めたい気持ちはあるけれど、自然に止まっていくような気がしていたし血圧なんて高くない。血圧には作用しないというけれど、全く影響がないと言えるのだろうか？　私の体はステロイドとの共存の道を模索しながら、頑張ろうとしている。そこに、また別の薬が入る。そんなに強い薬じゃないのだろうけれど、再び身体の機能の何かをねじ曲げつつ、薬に合わせようと身体が努力する。すべてを薬に牛耳られているようで、身体が本来持っている力を押し込められている気がしてならなかった。

自分には、治す力はこれっぽっちも残っていないのだろうか。すべてを薬に頼らなければいけないものなのか。そんな思いは、薬が一つまた一つと増えていくたびに、大きくなってきていた。だから縄文杉を治す樹木医の言葉が、心に響いた。屋久杉と、自分の身体を同じ土俵に乗せて考えるなんて、イカレテルと言われそうだけれど。

今私に投与されている薬剤はステロイドのほかに、貧血改善のための鉄分フェロ・グラデュメット、鉄分の吸収をよくするためのビタミンCシナール、骨粗しょう症改善のためにカルシウムの吸収をよくするビタミンD$_3$製剤アルファロール、感染症予防のダイフェン、タケプロンという胃薬、亜鉛を増やす胃薬プロマック、抜歯後の抗菌薬フロモックス、夜は眠りにつくためにマイスリーかブロチゾラムを服用し、酸素を増やすためにネスプという注射を打ち、さらに渋々、タンパク尿を抑えるニューロタンを飲みはじめ、近くカルシウムを増やすためにフォルテオという自己注射を始めなければならない。むくみを取るための利尿薬ラシックスこそ終わったけれど、今後、場合によってはコレステロールや血糖値を抑える薬が追加される可能性がある。そんなに飲みたくない……。飲まずに済むようになんとかしたい。どんどん薬漬けになって行くことに、私は怯えた。さらにアクテムラの点滴もそう遠くないうちに始めなくちゃいけないことになるだろう。

少し前から、変な症状も現れるようになった。口の中が理由もなく甘いのだ。歯と歯の隙間から甘みがにじみ出てくる感じがする。血糖値を気にして甘いものは控えているのに、虫歯になりそうなほど甘い。手のひらと足の裏も、なぜだかピリピリしている。次から次に出てくるわけのわからない症状は、私にはステロイドの副作用としか思えない。だからもう、これ以上の薬は嫌なのに……。

だが先生たちは、そんな私の気持ちを理解してはいない。翌々日の回診の日、膠原病科トップの先生に、コレステロールが少し上がり気味と話すと「コレステロール値を下げるお薬はあるから、心配しなくてもすぐ下がりますから」とさらりと言う……。また薬。なんか、そういうことじゃなくて、と思う。少しでも飲まなくていい方法ってないのか？いろんなスパイスを入れ過ぎて複雑な味を醸し出した鍋料理みたいに、体の中にいろんな薬剤が入っていく。

屋久杉に今の自分を重ね合わせるような心境に陥ったあと、週明けに病室に来た穂高先生は、いよいよアクテムラのことを喫緊の課題として話し始めた。私自身、ストンストンと基準値に近づいていったＣＲＰ（炎症マーカー）の数値に、下げ止まり感を感じ始めたときから、アクテムラの使用についてそろそろ話が出るとは思っていた。

「週末も文献を調べてみたのですが、やはりキャッスルマンにはアクテムラを併用するのがいいと思います」

「ステロイドの副作用に苦しむより、アクテムラを使ったほうがいいんですもんね」

と言いつつ、体の中にまた別の薬剤が入ることに躊躇する。

「そう思います。近いうちに、始めようかと思うんです」

「そうですか」

「キャッスルマンの場合かどうかは分からないけれど、アクテムラでステロイドをゼロにできたケースもあるようですから」

と、思わずその言葉には飛びついた。

「えっ！　ゼロにできる可能性もあるんですか？」

目指したい！　無理かもしれないけど目指したい。

「頑張りましょう」

「はい！　ゼロをめざします！」

と、一時的に気持ちが上がった。よし！　でも次の瞬間、

「ただアクテムラは、二週間に一度の間隔で点滴を受けてもらわないといけないんです」

と告げられて愕然とした。

「えっ……二週に一度？　そんなに打たなくちゃいけないんですか？」

初耳だった。

「はい。でもいずれ、期間を伸ばせる可能性もありますから」

「つまりそれって……、ははは、つまり海外行っても二週が限度ってことですよね……」

思考が凍りついた。

二五年間、海外へ行って文章を書く仕事をしていた。でも、その暮らし方がままならなくなる。二週間あれば行って帰っては来られる。でも、前後の日程調整が必要だし、スリランカでの長期滞在は無理だ。これまで歩んできた道の延長線上を歩けなくなる。

「つまり……、人生設計変えなくちゃいけないんですね。……二週に一度じゃ、もう、海外の仕事、無理かも」

声に力が入らなかった。

「無理ということはないと思います」

励ましの言葉をもらっても、思考はネガティブな穴にはまり込んでいた。

「でもステロイドも飲んでいるし、アクテムラが増えれば、よけいに感染症にかかりやすくなる」

「ステロイドを飲みながら、海外に行っている方もいるので」

元気付けてくれているのが分かる。でも、二週間。

「ステロイドは何ミリになれば、感染症のリスクが減るんですか?」

「リスクはあるけれど、一応三五ミリまで減ったら退院は可能です。あまり勧められませんが、行こうと思えば三五ミリでも行くことはできる」

「無茶をする気は……ないし……」

声が沈んだ。先生から視線を外し、私は窓の向こうの夜景を見ていた。無意識に、遠くの飛行場から一粒の明かりになった飛行機がどこかの国へ飛んでいくのを目で追った。

前向きに考えよう。自分は治療法があるだけいい。もっと苦しんでいる人がたくさんいる。だから覚悟しなくちゃいけないんだ。でも、でも、これから先どんな人生に作り直せばいいの?　作り直さなくちゃいけないの?

思いが行ったり来たりした。きっと、今は考えても無駄だからと思っても、眠れなかった。誘眠剤も、この日の私には効かなかった。

どこかの部屋から人工呼吸器のアラーム音が聞こえてくる。

パパピプー、パパピプー。

きっと、病院にいる人たちの多くは何かしら人生の変化を迫られている。入院しなくたって、人生設計を変えなくちゃいけない場面は多々あるじゃないか。それにそもそも人生はいつだって、変化し続けている。変化が小さ過ぎて、気がつかないだけだ。

誰かが押したナースコールのメロディー音で、静けさにまた別のヒビが入る。

タータラララ、タータラララ、タータララララー。

こんなにも薬に縛られて、生きていかなければならないのだろうか？　自分で治る力はこれっぽっちもないのか？　縄文杉のように生きていたいと思うのはおかしいのか？　二週間という壁とたくさんの薬剤を抱えて歩いていく人生。先生たちは一生懸命治そうとしてやってくれている。でも、体中にぶすぶすといろんな薬剤が突き刺さっているようで、それを考えると、よくわからなくなる。本当に全部必要なの？

明るい未来に向けてレッツゴー！　という気分にはなれなかった。せめて、膨らんだ疑問をぶつけたい。じゃないと、おかしくなる。でも単なる病人のわがままみたいな話を、医者は聞いてくれるものだろうか？

自分の中で決着がつけられるなら、話さない。無理なら話す。それだけのことだ。今までと同じように、後悔しないように、納得しながら一歩ずつ進む。自分のための治療なんだから。

私に治る力はないのか問題

翌日、穂高先生はなかなか姿を見せなかった。正直に話してみようと決めたけれど、数字と科学を盾にする西洋医療の壁の前で、言葉にしづらい心の葛藤をどこまで素直に表現できるか考えると、落ち着かなかった。仕事柄、人の話しを聞くことは得意でも、自分のことを話すのは不得手だ。そもそもどうして欲しいという要求があるわけではない。ただ理解できないことを納得させて欲しかった。

汗のにじんだ、疲れたような表情の穂高先生が、

「忙しかったので、こんな時間になってすみません」

と言いながら、部屋に入ってきたのは、もう夜の九時一五分前だった。

「こんな時間に申し訳ないんですけど、話しをしてもいいですか？」

「どうかしましたか？」

小さな丸い目でじっとこちらを見ている。

「えっと……、なんて説明すればいいんだか……つまり、アクテムラの話しが出て、打たなくちゃいけないことは分かっているんですが、なんというか、このまま、はいわかりま

したって進む気にはなれないというか、次々に薬が増えて、本当に必要なのか考えると自分の気持ちがついていかないというか」

うまく話せているのかぜんぜん分からなかった。

「気持ちがついていかない？」

～まもなく消灯時間になります～、というアナウンスが病棟に流れる。先生は、私を制するように手のひらを前に出すと、

「ごめんなさい、実は集中治療室に戻らないといけないので、少しだけ待っていてもらえませんか」

と言って、いったん場を離れた。まさか、長くなりそうな話を私がこんな時間に持ち出すとは思わなかっただろう。でも明日には、話す勇気を失くしていそうだから。落ち着きのない頭の中を整理するために、私は談話室に移動した。

しばらくすると急いだ様子の先生が戻ってきて、

「えっと、なんでしたっけ？　つまり……」

と椅子に腰を落としながら聞く。

「つまり、あの……。よく分からなくなるんです。どんどん薬が増えて、なんでこんなにいろいろ飲まなければいけないのか」

黙って聞いてくれている。

「たとえば……鉄分の薬、入院前から飲んでいるので先生が出したわけではないですが……鉄欠乏性貧血でもないのになんで鉄分の薬を飲んでいるのだろうかとか、味覚障害なんかないのに亜鉛を飲んでいることとか……」

先生が理由を説明する。

「はい。一つ一つに理由があるのは、分かっているつもりです。でも……数値が基準値に合わないからって、次々に薬が出されて、どんどん増えて……。自分で覚えきれないぐらいの薬が出ている。なんでもかんでも薬で、当たり前なのかもしれないけれど、でも、どうして？　って思うんです。説明のつかないいろんな変な症状が出て、たとえば口の中が甘かったり、ドキドキして鼓動がうるさかったり、それはつまり、身体がついて来れていないから、そういう症状が出るんじゃないのかって思うのに……」

先生は静かにこちらを見て話を聞いている。私は、気持ちばかりが先行して、言葉が伴走できずにいるバランスの悪さゆえに涙が出そうで、タオルを握りしめながらしゃべっていた。いくら話を聞いてくれる先生だと言っても、自然治癒力云々などという代替医療にありがちな非科学的な感覚だよりの理屈を持ち出していいものなのか、と思うと肝心なことをうまく言葉にできない。

「それなのに次々に薬が出て……。なんて言うか、私ずっと、アーユルヴェーダみたいなことをやってきたので、だからこんな風に思うんだと思うんですけど」

「えっと、それは……」と先生。

「つまり、たとえば、私の炎症反応ＣＲＰの値は、ひどいときは8を超えているときもありました」

「そうですね」

「でも何不自由なく動けていたんです。ほかの病院の先生にも普通は何か支障が出るはずなのに、どうして普通に暮らしているのかと不思議がられました。もちろん、そのままにしておけばよかったということじゃないです……。つまり身体はその時、高い炎症反応にあわせて、一生懸命動こうとしていたんです。お医者様に向かって、こんな風に言うのは生意気ですが、身体には状況に合わせて動かしながら治そうとする機能が備わっているはずなのに、今は、そういうのを全部抑え込んで、すべてを薬でコントロールしようとしているような気がして。ずっとアーユルヴェーダとか受けていたから……、なんて言うか、つまり自然治癒力……、自分自身で治そうとする力が人間の身体にはあるはずなのに、それを押し殺しているような感じがあって。もちろん、今受けている医療や先生たちには感謝しています。でも、全部、薬に頼らなければいけないんでしょうか？……私の身体には、自分で治ろうとする力は、少しも残っていないんですか？」

　やっと言えた……。

「そういうことではないですが」

「全部抑えこまくちゃ、いけないんですか？」

　涙が出て、鼻水も出て、鼻をかんだ。先生は、私の言おうとすることを少しでも理解しようとじっと耳を傾けている。

「ドキドキして胸が苦しいことや、口が甘いのや、ピリピリするのや、そういうわけのわからない症状は、つらくても数字にならないから検査以外には何もしてもらえない。だけど……、症状がなくても、数字が悪いと治そうとする。それってどうなんでしょうか。基準の数値なんて、日本と外国では違っていたり、製薬会社との癒着なのかなんなのか突然変わることもあるし、コレステロール値なんて多少高いほうが長生きだと言われていたり」

「まあ、国による違いとかはありますね」

「病名だって、本当は違うかもしれない。今まで、ずいぶんいろんな名前がつきました。あと半年したら、私の中で何かが入れ変わって、また別の病名がついているかもしれない」

思っていることを全部吐き出そうとしていた。

「そういうこともあるかもしれませんね。でもベストな治療をするには、やはり今の段階で診断をつける必要があります」

「はい、分かります。アクテムラも受けるつもりではいます。ただ、納得してから進みたいというか。たぶん、二週間っていう制約があることを知って、今まで以上にいろいろ考えてしまって、薬が増えていくことがどんどん気になってきて。薬ですべてをコントロールされているような感じがして。だから、もっと人間的な治療というか、生意気ですが……。環境に合わせた、個人個人の身体が本来持っている力を使った、自然の中のアーユルヴェーダみたいな。へんなこと言っているかもしれないけれど、つまり、もっと人間らしくって、そんな風に思うんです」

「言っていること、なんとなく理解できます。でも、もう代替医療で治せる域を超えている」

「分かっているつもりです」

分かっているつもりなのに、まだどこかでしがみつこうとする気持ちが残っていたんじゃないかと、話しながら思った。

「今さら、それをやりたいってことじゃないし、今やっていただいている治療が、ベストな選択肢だってことは理解しているし、もうちょっと長生きしていたいから、ちゃんと受け入れようって思っています。ただ、どうして全部、薬でコントロールしようとするのかと……。全部、一気に基準値に揃えないといけないんですか？　少しずつじゃ、駄目ですか？　全員同じじゃなくちゃ、だめなんですか？　一人ひとり違っていちゃダメなんですか？　私自身には、もともと人間が持っているはずの、治ろうとする力はこれっぽっちも残ってないんですか？」

いっぺんに喋ったら、わ～っと涙が溢れた。縄文杉の映像が脳裏をよぎった。私は、どこかずれているんじゃないかという気もしたけれど、何を考えて治療を受けているのかを一緒に病気と闘ってくれている主治医に分かって欲しかった。途切れ途切れに、ほとんど一方的にしゃべっていた。

「ごめんなさい、わけの分からない話で。どうしようもないことだと思うし、だからどうっていうことじゃないんです。でも、話しておきたかったんです」

「大丈夫です」

静かに頷く。治療の説明のときだけはきっちり長く説明してくれるけれど、それ以外は穂高先生の応えはいつも短い。短いけど、濁りがない。

軽い感じで会話を終えたかったので、

「週末にテレビで世界遺産の屋久島の番組を見たんです」

と私は話題を少し変えた。

「きっと縄文杉なんか見ちゃったからいけないんです。環境に適応しながら、縄文杉が生きているのを見たら、私もあんなふうでありたいと思った」

「時間軸が違い過ぎる……」

時間軸……、確かに。

「そうですけど、人間だって自然の一部だから。人間らしく生きていられたらいいのに」

と相変わらず、まだそんなことを言っていた。縄文杉と重ね合わせること自体、きっと、たぶん自分がおかしいのだろうと思っても、何がどうおかしいのかを冷静に考えられるほどの余裕はこのときの私にはなかった。とにかく伝えたいことは全部言えた。

「お時間割いてくださって、ありがとうございました」

すっきりした気分で立ち上がると、去り際に後ろから先生の声がした。

「あ、岩瀬さん、それで、お薬はどれを減らしますか？」

え？　減らしてもいいの?!　考えを分かってもらうことが大事だったし、減らせるとは思ってもいなかったので私は内心、驚いた。亜鉛、鉄分、ビタミンC、タンパクの薬、ネスプの注射全部をやめたかったけれど、くるりと振り返り、

「じゃあ、とりあえず、亜鉛のお薬をやめます」

と言うにとどめた。全部一気にやめるのも怖かったからだ。

でも間もなく、残りの薬も飲まなくてよくなっていった。そして実際のところ、亜鉛の薬はこれまでずっと飲んでいたけれど、値は増えなかった。

気分が高揚して、眠りにつけなかった。カーテンの向こうの都心の夜景が、いつもよりまぶしく感じた。薬を減らせたことより、主治医に心を開いて話ができたこと、それをきちんと理解しようとしてくれたこと、自分で納得して前に進めることに私は安堵した。

情報過多時代の選択は厄介で

「すっ、すみま、せん。だ、誰か、助けて」

床に這いつくばった状態で、私はガラガラとスライド式の扉を開け、弱々しい声でトイレの中から助けを呼んだ。朝の七時過ぎ、同室の人はまだ寝ているのか、気がついてくれない。お願いだから、誰か気付いて、と心から声を絞り出す。

「誰か……あの……助けて、誰か」

みじめで、痛くて、怖かった。私はトイレで頭から転倒し、自らの尿をぶちまけ、それにまみれた状態で這いつくばるという女子としてあってはならない状態にあった。どうしていいのか分からず、必死に助けを求めた。

入院していると、こんなにもいろんなことが起きるものなのかと思う。ステロイド治療なんて、言ってみれば薬を飲んでいるだけなので、出版社の人もなぜ仕事が停滞しているのか理解できないようだけれど、私自身も想像がついていなかった。淡々と毎日を送るのかと思っていたが、紙芝居みたいに次々に何かしら起きる。

同室の一人が気付いて、看護師さんを呼んでくれた。

「どうしましたか？　大丈夫ですか？」

飛んできてくれた看護師さんに、

「ごめんなさい、こんなに汚しちゃって」

と私は詫びた。

「それはいいので、どこか怪我は」

「頭が……」

「ぶつけたんですか？」

「はい。思い切り……。お小水を採りながら、そのまま頭からひっくり返ったんです」

這いつくばったまま答えた。その日は週に二回の検査日で、私は起きぬけに尿を採取しようとトイレへ行った。誘眠剤のせいで、足元が少しふらついていた。そのうえ足の筋力が弱っていた。尿を採るには体を折り曲げて紙コップの位置を確認せねばならない。なんとその姿勢のまま、私は頭から床に転げたのだ。普段ならありえないようなことも、身体を支えきれないとこんなことにもなる。

「ここはいいですから、ベッドで休みましょう」

ぶつけた額が不安で着替えるとすぐ横になり、頭を冷やす氷をお願いした。看護師さんが来て、

「穂高先生に連絡したんですが、すぐには来られないから、研修の先生に診てもらってくださいということです」

と言う。少しすると別の足音がして、

「今日から担当になりましたのでよろしくお願いします」

と聞きなれない声の男性が挨拶した。茶髪っぽい先生は膠原病科での研修を終え次の科に回り、新しい研修先生が来たのだ。挨拶されても、私はタオルで顔を覆い、その上から氷で冷やしているので何も見えない。そういう患者を目の当たりにしながら、

「では」

と帰ろうとするので、思わず、

「そのまま帰るの？　何も診ないの？　信じらんない」

ムッとした調子で言った。看護師さんがあわてて、

「あ、この患者さんさっき転倒して」

と先生に説明し、私には、

「伝えていなかったので」

と詫びた。

顔を覆っていたタオルを下に引っ張ると、ジャニーズ系の若い男子が立っていた。茶髪っぽい先生同様に、初期研修医なので、たぶんまだ二五、六歳だろう。私の目が正常に動くか確認すると、戻って行った。

良し悪しは別にして、昔は医者に権威を感じたものだが、最近は医者になるのだから頭がいいんだろうなあという尊敬はしても、権威をあまり感じなくなった。医者側も、権威を振りかざさなくなったと感じる。

十数年前、近所の整形外科で何か質問をしたとき、

「分からない。医療なんて分かってないことのほうが多いんだから」

と答えられて驚いたことがある。

「正直でしょ、でも分からないものは分からないから」

と言われ、好印象を持った。そんな風に反応する医者は初めてだったからだ。でもその頃から「分からない」とはっきり言う医者と、病気の原因をストレスだと言う医者がどんどん増えていった。インフォームド・コンセントも少しずつ浸透し、おそらく、こうした変化と並行して昔ほどの権威を感じなくなったのだと思う。

若い先生たちを見ていると、人によってはチャライ感じすらあって、仕事が終わったら合コンでもしていそうと思ってしまう。もちろん合コンぐらいしたっていいんだけど、もちろん権威を振りかざす医者なんてごめんなんだけど、チャライ姿を容易に想像させる存在であって欲しくない。

落ち着いた頃、穂高先生が、

「明日からアクテムラを始めさせてもらおうかと思いますが、どうですか？　もう少し待つことも可能ではありますが」

と話しに来た。こんなことがあって、すぐに明日から点滴……。転んだのは、もう少し待ったほうがいいという暗示ではないのか。でも、いつもごねている自分も嫌だった。

「どうしよう。今日、こんなことがあったし」

迷いを口にした。というより正直、決めて欲しかった。自分で選択することに、疲れていた。本当にこの薬を飲んでいいのか、本当にこの医者でいいのか、そしてこれは食べるべきかなど細かいことに至るまで、選択場面を次々にクリアしながら、ここでの日々を送っている気がする。この時も、延ばしたいという本心と、始めた方がいいに違いないという客観的判断がせめぎあっていた。

インフォームド・コンセントが当たり前になって、医療が患者主導になって、治療の決定権はどんどん病人側にのしかかるようになった。患者が決めるのは当然だし、自分で決めたいとは思うけれど、厄介な時代だとも思う。だってこっちは、素人なのだよ。でもネットが普及して、こんな素人でも病気について知ろうとすればある程度の知識を得られるようになった。と言ってもしょせん付け焼刃で、しっかり理解する基礎能力もなく、三歩歩けば忘れるのだが、重要なことだからと必死に情報を集める。情報の取りようがないなら医師の説明で決めるが、簡単に情報に行きつくから次から次に調べてしまう。疲れる時代だ。

便利なものに囲まれて暮らしているのに、私たちの暮らしが一向に忙しさから抜けられないのは逆に、自分でやらなくちゃいけないことが増えているからなんじゃないかと考える時がある。以前は、あらゆる場面で専門家に任せることができた。知識も経験もない素人が考えるより、はるかにまともなことを教えてくれると思えたからだ。でもネットで、以前は近づきづらかった情報にアクセスできるようになると、人任せにしない選択肢を覚えた。おまけに旅行や家電のように、店頭よりネット経由のほうが料金がお得と分かると、安くていい物を買うためにさらに情報収集に拍車がかかる。調べ出すと選択肢は途方もなく、そうやってどんどん、以前はやらなくてよかったことに時間を使うことになり、結果、とても不便な暮らしをしているような気がする。

そして医療も、自分自身で決めなければならず、医者に頼りきれない時代なのである。これが進むとやがて、医療ミスが起きた時にも「それは患者さんが決めたことだから」と言われてしまうのではないかと、心配になる。その時はきっと医師の役目も変わっているのだろうけれど。

決めきれない心理状況だったので、「どうしよう」と呟いた後、間髪入れずに、

「医学的に待つ意味なし！」

と穂高先生が応えてくれたのを聞いて、私はほっとした。

「分かりました。明日から受けます」

翌朝一〇時、プラスチック容器に入ったアクテムラを看護師さんが点滴台にぶら下げる。その様子を見ながら、ちゃんと身体が受け止められるだろうかと、また弱気になる。

「本当は怖くて不安で仕方がない。心臓がどきどきして、雨に濡れた小動物みたいに身体が小刻みに震えてる。前に進みたいから受けるけど、身体が受け入れてくれるのか不安」

と本心を吐いていた。本当に身体がじりじり震えていた。大丈夫と思っていたのに、身体はそうは思っていないらしい。

そして、点滴を流す機械から出るジーーーーという音を聞きながらベッドで過ごした。一時間の点滴は無事に終わった。アレルギーも出ずに済んだ。……これを二週に一度受けるのか、とまた考えてしまう。とりあえず、お願い、効いてください。

夜、外を眺めていた私に、ほとんど話したことのない隣のベッドの女性が、

「一度話がしたいと思っていたの」と、声をかけてきた。

「私も」

二人で窓際に座る。私より若い。たぶん四五歳ぐらい。中肉中背で、見た目はいたって健康。彼女はほぼ毎日出社しながら、病院生活を送っている不思議な女性なのである。六時半に起床し、顔を洗って化粧をし、着替え終えると小さく「行ってきます」と言い残し、朝の病棟にコツコツと靴音を響かせながら出かけていく。夕方六時半ごろに戻ってきて、また小さく「ただいま」と言い、遅れて夕食を食べる。私は「行ってらっしゃい」「お帰りなさい」とカーテン越しに答える。それだけの接点。週末になると家に着替えを取りに帰る。だからほとんど病院にはいないのだ。

時々何かの検査をしている様子はあるのだが、先生が来てもあまりしゃべらない。代理

先生が担当で、検査結果を持ってきても、ものすごく事務的な感じでそれを聞いて、今後の薬の増減について自分の意見を伝え、あっさりと回診が終わる。医師の意見を聞くより、自分の意見がすべてなのだ。病院にはいないし、先生とのやり取りもそんな調子だから、何のために入院しているのかと思わないでもなかった。

研修医など来ようものなら「変わりなし！」とひと言でシャットアウト。あなたとなんかしゃべる意味なし！　という気持ちが見え見えだった。

数日分の薬を渡されると、袋から出して、別の大きな一つの袋にまとめて整理してしまう。仕切のカーテンの向こうから、ガサガサいう袋の音と、薬のシートがパリパリ擦れ合う音が聞こえてくる。様子を見にきた看護師さんが「これで分かるんですか？」と驚き、「これでは私たちが管理できないので、元に戻してもらっていいですか」と言う始末。プロっぽい感じだった。

ディズニーのお気に入りのTシャツを部屋着にしている彼女は、

「私、もう入院三回目なの。最初は、海猫先生がまだ新人だった頃」

と話を切り出した。膠原病の患者は、出たり入ったりの人が多い。

「どおりで、なんか慣れてると思った。私と違って、サクサクやってるもんね」

「初めてのときはね、私もやっぱりウツっぽくなったけど、慣れるよ」

直接しゃべっていなくても、看護師さんや先生とのやり取りを聞かれているので、状況はだいたいばれている。

「そっか、毎日仕事にも行ってててすごいなって思ってた。ステロイド、今は何ミリ飲んでいるの？」

「入ってきたときは三五ミリで、今は三〇ミリ」

三五ミリグラムは退院可能な量だと先生は言っていたけれど、今の私には三五ミリで普通に動けるようになるなんて到底考えられない。ステロイドを始めてからというもの、もったりした分厚い粘着層に身体全体を覆われている感覚がぬぐえないのだ。

「その量で、あんなに動けるの？」

「初めて入院したとき、同室に毎日通勤している人がいて、それを見習うようになったの。病院で寝ていると、どんどん筋力が落ちてくる。通勤して普通に動いているほうが、落ちずに済むってことが分かったから、そうしてる」

「なるほど〜。問題なし？」

「うん。だから、そんなに心配しなくても大丈夫。私ね、内緒だけど製薬会社で働いているんだ。入院も三回目でしょ、だから、声かけて何か言ってあげられたらと思ってたの。大丈夫だよ」

「あ、ありがとう。優しいね。製薬会社か、やっぱりなんか違うと思った」

「どの薬がどんな風に効くかだいたいの機序は分かってる。今飲んでいる薬、心配ないよ」

「あ、先生といろいろ話しているの、聞こえてるもんね。気分はしょっちゅう沈んでるし」

「でも見ていたらね、ああ、こういう風に医者に頼って、一緒にやっていくのもありなんだって、思うようになった」

「ほんとに？　私は思っていることとか全部話して、理解してもらいながら進んでいきたいんだ」


それからの彼女は、本当に変わった。研修医への態度は柔らかくなり、代理先生には積極的に症状を説明するようになって、一緒に治療を進めるようになった。

私は、彼女から三〇ミリグラム飲んでも普通にやっていて、日頃、血糖値も気にせず甘いケーキも食べるし、お酒も遠慮なく飲み、海外旅行も大好きで我慢することは何もないのだという話を聞いて、きっとなんとかなると少しは前向きに考えるようになった。実際のところ、二週間という足かせがある以上、入院前と同じには戻れないだろうけれど、それでもきっといつか自分の道を見つけられる。

規則で抑圧された心の余波

アクテムラを打ってから一三日後の血液検査で、点滴後初めてのＩｇＧとＩｇＡの数値が出た。その日はちょうど、ステロイドを開始して以来、久しぶりに家に帰った日だった。時間を作って送り迎えをしてくれた兄の車で消灯前ギリギリに病棟に戻り、ベッド脇に置いてあったＡ４用紙の検査結果を手に取ると、印刷された数字に釘付けになった。

アクテムラを打つ前に計った値はＩｇＧが二九四八㎎/dlだった。それが一六八四になり、ＩｇＡは五六九㎎/dlだったのが三二四に下がっているではないか！　なんと驚いたことに、見事に効果が出て正常値に戻っていたのである。アクテムラ……、すごい‼　素直に顔がほころんだ。症状が軽減したわけじゃないけど……、うれしい！

アクテムラを始めてから、この結果が出るまでの二週間は、退院を意識して動き始めた時期でもあった。突如依頼が来たＴＯＫＹＯ　ＦＭに電話でラジオ出演をしたり、リハビリの先生にお願いして効果的な運動も教えてもらった。カルシウムを増やすための自己注射フォルテオも始まって、もっとしっかりして前に進もうという自覚もわいてきた。ステロイドも三五ミリグラムになり順調に減っていることがうれしかった。

だが実際のところ、表面的には順調に見えるこの一三日の間、私の身体は、心は、ますますおかしな症状を訴えるようになっていた。

点滴前に感じ始めた、じりじりとした身体の震えは、絶え間なく微細な振動を続けていた。それとは別に、手のひらと足の裏にしびれを感じるという症状もあり神経内科の先生が診てくれた。神経伝導検査も行ったけれど、問題なし。

「それならなぜ末端だけしびれているのでしょう？」と聞くと、

「二ヶ月以上にわたる入院で、おそらく敏感になっているのではないでしょうか？」

と神経内科の先生。そう指摘されると以前、海猫先生にでんでん太鼓症状を過敏症と言われた時よりも、明らかにいろんなことに敏感になっていることに気付いた。気が付くとさらに意識するようになり、いろんなことを、もっと過度に受け止めるようになっていった。もちろんそれは全然いいことではなかった。

そして私を一気にネガティブ方面へと加速させたのが、再び起きた転倒事件だ。壁に寄りかかってエレベーターを待っていた時だ。やっと来たエレベーターに乗り込もうとして、あわてて足を踏み出し、そのまま転んだのである。

敗因はパソコンを抱えて両手がふさがっていたことと、入院以来履いていた兄のサンダルだ。むくみが取れて以来、ぶかぶかで危ないと気付いていた。

だが、看護師さんは私の理由には耳を貸さない。問題は「転んだ」事実である。Aならば Bのマニュアルに従い、外出禁止令を私に言い渡した。自分の病室のあるフロアー以外へ行っちゃいけないと言うのである。

「でも、それじゃあ運動ができない。ただでさえ筋力が落ちてきているのに」

「このフロアーなら歩いていいですから」

「でも、それじゃあ外の空気が吸えない」

「我慢してください。今回はこれで済んだけれど、もし外に行ってつまずいて転んで、頭なんか打ったら危ないですから」

「部屋から出るときは、何も持たずに両手をあけて歩くので」

「ダメです」

頑なだった。外に危険が潜んでいることは分かる。だけど庭で深呼吸をして、日を浴びて、空を仰ぎ見ることが、たったそれだけのことが、私の気持ちをなんとか支えていることを、看護師さんはぜんぜん分かっていない。

いつもは開け放してあるベッドの仕切用のカーテンを閉めて、私は首をうなだれた。再び転ぶ可能性と、それを避けるための精神的抑圧。私にとって、危険因子になりうるのはどちらか？　擦りむいた膝と肘を眺め「言うんじゃなかった」と呟いた。

翌日の夕方近くになって回診に来た穂高先生が、カーテンを引いて横になっている私を見て、

「どうしたんですか?」

と驚いたように尋ねた。

「どうもしてないって言うか。パソコンを持っていたばかりに転んで、それで昨日から外出禁止になったんです」

「カーテンが閉まっているので何が起きたのかと思いました。そういうことですか」

「はい……。がっかりです」

「でも、外に出ないと余計に悪くなる」

そう言うとポケットからPHSを取り出し、海猫先生に電話をして院内なら病棟から出てもいいという許可を取ってくれた。私をベッドにとどめておいてもいいことなんてないと分かっている。

「じゃあ、庭に出てきます」

笑顔で立ち上がり、さっそくエレベーターへ向かった。ところが、耳の奥から看護師さんの声が聞こえてくる。

「もしまた転んで、コンクリートにでも頭をぶつけて、打ち所が悪くて大事になったらど

うするんですか？　危ないですから、病棟から出ないでください」

うそでしょ……。そんな言葉、なんで思い出すの？　コンクリートに頭から激突するイメージが湧いてくる。また転ぶかもしれない。怖くて壁際に寄り、手を当てて歩いた。皆が追い越していくのを見て「大丈夫、急がなくて」と言い聞かせる。

庭まで来ると、やっと身体の力を抜いて深呼吸することができた。

「ふう〜、生き返る」

台風二六号が去った後の強い風で、痩せた体が飛ばされそうになる。椅子に腰かけて身体を両腕ではさみ、声を出し、歌を歌い、少し安心と自信を取り戻す。

「やっぱり外の空気はいい」

心の中で呟いて立ち上がった私は、病院の外を眺め、今まで感じたことのなかった、院内と外界とを遮断する境界線に気付いた。別世界なんだ。境界線の内側にいる限り、自分は守られている。でも外は危ない。敷地のギリギリのところまで来てみると、向こう側へのたった一歩を踏み出せなくなっている自分がいた。恐い。出たら助けてもらえない。

擦りむいた傷より、精神的ダメージのほうが大きかった。いったい自分は病気と闘っているのか、薬と闘っているのか、何と闘っているのか、よくわからなかった。

病院になんて適応したくない！

今まで気にもならなかった匂いが鼻腔に進入してきた。別の病室の前を通るときのそれぞれの匂い、数日シャワーを浴びていない人の体臭、点滴の匂い、食事が遠くから運ばれてくる匂い。リラックスするためにハンカチに含ませたラベンダーの香りも、強烈に鼻を突いた。

匂いだけではない。同室の人が尿路感染症だか膀胱炎だかというのを小耳に挟んでからは、部屋の共同トイレが使えなくなり、遠くのトイレまで行った。看護師さんに感染しないと説明を受けて、使うようにはしたが、手を洗う回数が増えた。

人差し指の皮膚がなぜかぱっかり割れて、痛かった。穂高先生は、手の洗い過ぎだと言ったけれど、それなら手肌全体が荒れるはずだ。指先がしびれているから割れたに違いない、というありえない理屈が私にはもっともらしく思えた。

さらに手を開くと、指の第一関節の先だけが真っ赤で、ほかは血の気がなく真っ白。誰でも多かれ少なかれ手のひらを広げれば指先は赤いが、マッチ棒のように極端に赤いのだ。足の指もそうなるのではないかと私は観察を続けた。先生にも看護師さんにも訴えたが、もちろん「確かになんだか赤いですね」と言うだけ。

右目の視力が落ちたようで、パソコンの画面を見ていると右の視界が水中に潜った時のように感じるのも気になった。

そして最もつらかったのは、口の甘みだ。訴えると誰もが、どういうこと？ という顔をした。口に飴玉を頬張っているみたいな甘さが、抜けないのである。甘いものなんか食べてないのに甘みを感じ始めたのはもっと前だが、徐々に甘みはきつくなっていた。ラベンダーのアロマが鼻の奥に貼り付いてそこから甘さがにじみ出しているのではという妄想を抱いた。

飴玉5の最甘レベルに達した時は、歯が全部溶けそうな恐怖に、私は頭を抱えた。担当看護師さんに話しても、

「甘いんですか……。困りましたね」

と、まったく取り合ってくれない。

その日は昼前に飴玉5レベルに達し、その後もどんどん悪化し、いてもたってもいられず、外に飛び出した。庭を何週も歩いて回った。歩きながら「甘いよ、甘いよ、助けてよ」と心で叫ぶ。誰にもどうしようもできない症状。でも、本当に甘いの、甘くて甘くて溶けちゃいそうに甘い。気が変になりそうで、泣けてきた。どうしようもなく甘くて、首

から上が砂糖でできているみたいで……。

なんで？　心臓がでんでん太鼓みたいにドキドキして、身体は小刻みに震えて、口が甘くて、手足の先がしびれて赤くて、でも理由もわからないし、誰も理解できなくて……おしっこはぶるぶる震えたように出てくるし、感染は怖いし、夜はよく眠れてないし、指先の皮膚は割れて痛いし……おかしい、……これって精神障害？　今行くべき場所は、精神科か心療内科なんじゃないの？

このままじゃまずい。退院を考えよう。まずは外出できるようになろう。涙が出て、涙が出て、ひとしきり泣いて、私は何周も庭を回った。甘みが少し減った。心臓の高鳴りが落ち着いた。

部屋に戻って手を洗い、ぱっと顔を上げると鏡に映った顔は、以前より丸くなっていた。多くの人に出るステロイドのムーンフェイス症状だ。私には出ずに済むかと思っていたのに。満月みたいな顔になる。薬が減れば戻ると聞いてはいるけれど、戻らないかもしれないという恐怖に怯えた。思考も意識も半分皮をかぶり、身体も一枚、脂肪が付いた感じがしてならない。心配の芽は次々に生えてきた。

また台風が来ているという。二七号。なんて台風の多い年なんだ。

そしてなぜかわからないが、私の体はガタガタと寒さを訴えるようになった。甘みと双壁をなすおかしな症状だった。まるで、しびれや震えの延長のようにも思えた。ヒートテックを着て、フリースを着て、肩からウールのショールを被った。同室の人たちはパジャマ一枚で過ごし、むしろ暑いと言っているのに、私は寒い。着込んで表面が暖かくなっても、冷え切った芯が寒さを訴え続けた。

穂高先生にも、自分が過敏症になっていていろんなことが気になっていることを、私はあらいざらい伝えた。しかも、ウールのショールを肩にかぶって背を丸め、マスクをして、「寒い、寒い」と訴えながら。

「私が言っていること、おかしいですか？　指先がマッチ棒だったり、口の中が甘かったり、ひどく寒かったり、震えていたり、しびれていたり、匂いが気になったり……でもどれも本当なんです」

涙がこぼれた。ひとしきり話を聞くと、先生はひとこと、

「おつらそう」

と言った。おつらそう？　下を向いて話をしている私の表情が一瞬固くなる。つらいに決まっているじゃないか。こんがらがった精神状態の私にはそれが一歩引いた言い方に聞こえて、今まで見えなかった壁を感じた。客観的な同情じゃなく、心配しなくても大丈夫という言葉がその時の私には必要だった。

「怖いんです、このままおかしくなっちゃったらどうしようって。入院したばかりの頃、同室にいた山田さん、精神科に回された山田さんみたいになるんじゃないかと思うと怖い」

精神科に回されたらなんて話をしたくはなかったけれど、全部伝えた。

「でも、おかしくならない方がおかしいって思うんです。二ヶ月以上も、この病院に閉じ込められて、毎日薬を飲んで検査して、温度管理された中で運動もせず、日にも当たらず、自分で体温調節もせず、深い眠りにもつけず、まともに話す相手もいなくて、絶えず感染症におびえ、新しい薬におびえ、精神に異常をきたさない方がおかしい」

凍えて肩をすぼめたまま、テーブルを見ながら喋っていた。私には、やっぱりなんだか自分がおかしく思えた。

「気分転換に、院外へ出てみたらどうでしょう。ステロイドが三五ミリになったから許可が出せます。遠くは無理だけど、たとえば、駅の近くのスターバックスぐらいなら歩けるだろうから、一休みしてくるとか。それだけでもずいぶん気持ちが変わると思います」

「でも、行けるかどうか。怖いんです。病院の周りに境界線が引いてあるように見えて、庭に出たついでに、外に足を踏み出してみようと思っても、怖くて踏み出せない。少し前までは、お見舞いに来てくれた友だちを、許可も取らずにバス停まで見送っていけたのに」

「じゃあ、お友だちに来てもらって、一緒にどこかでランチを食べてくるというのはどうですか？　歩く自信がなければ、タクシーで行ってもいいし」

「いいんですか？」

「いいですよ」

「じゃあ、友人か姉に連絡してみます」

先生の顔もあまり見ずに、凍えてうつむいて話している私に、

「ずいぶん寒そうですね」

と先生は言った。

「はい、私にだけ冬が来たみたいです」

翌日になっても寒さは全然抜けず、私は分厚いカーディガンの上にショールを巻いて、朝日を浴びに庭へ出た。時々、身震いがした。丸くなってきた顔が嫌で、食後に顔を洗うと、すぐにマスクをした。

義姉にメールをしてランチに付き合って欲しいとお願いし、快くOKをもらったけれど、ロッカーを開けると、外出着は入院時の夏物しかなかった。季節はすっかり変わったのだ。母が持ってくる見舞いの差し入れだって、ミカン、カキ、リンゴ、おはぎ、焼き芋、イチ

ジク、洋ナシ……すっかり秋の装いだった。長い入院を痛感した。

気の滅入る症状は、何も変わっていないけれど、その日はマッチ棒症状が少し緩んだように見えた。真っ白だった手のひらに少し赤みが差したように見える。角度を変えて見る。窓際で透かして見る、蛍光灯の下で見る、部屋で確かめた後は、談話室へ行ってもう一度確認する。歩きながら見る、トイレでも見る。私はその日、朝からずっと、気がつくと手のひらを確認していた。よくなってきた気がした。

その頃の私は確かに、ちょっと、おかしくなっていた。見えなくなった将来と増え続ける妙な症状……いろんな理由で。もちろん、そのときは気がつかなかったけれど。

見舞い客で賑わう談話室で、ショールに身を包んでパソコンを開いていると、ちょうど穂高先生が自販機に飲み物を買いに来た。すかさず歩み寄り、

「先生、ちょうどよかった。見て下さい」

と私は、手のひらを広げて見せた。

「まだマッチ棒みたいだけど、少し赤みが差してきました」

と報告すると、

「ちょっと、こっちに移動しましょう」

と言って、私を人の少ない場所に誘導した。

「先生、見て下さい。昨日より手のひらが赤い」

座ると私はまた言った。

すると、先生は横を向いたままクールな感じで言ったのだ。

「岩瀬さん、適応障害です」

？？？　へっ？　何を突然……。

「適応障害？　えっ？」

私は顔をしかめて聞き返していた。

「適応障害だと思うので、一度、精神科の先生に見ていただいたほうがいいと思います」

「え？　精神科？　精神科に行けって言うんですか？　なんで？　精神科に行って、結局は薬を処方されるんですよね？」

「おそらく」

「なんでですか？　薬なんか飲む前にやることがあるんじゃないんですか？　先生、昨日言いましたよね。外に出て気分転換してみたらいいって。カフェとかランチに行ってみたらどうかって。それもやらずに、なんでいきなり精神科なんですか？　姉にも連絡したんです。ランチに付き合ってくれるそうです。それにだいたい、私ここに適応したいなんて思ってないですから。こんなところにずっといたら、おかしくならない人の方がおかしい。

管理された中で、適応なんてしなくていいです」

私は落ち込むどころか、話しながら徐々にむかついてきていた。

冗談じゃない！　適応障害だって？　出て行く！　こんなところにいたら本当におかしくなる。出てったるわい。規則や慣習や既成概念に縛り付けようとする大人と社会に対して、いつも反発していた若い頃の自分を思った。そういう青春時代と反骨精神みなぎる社会人生活を送ってきた私が、そもそも病院みたいながちがちの環境になんて適応できるわけがない。こんなところに適応なんかしたくない！

勢いよく立ち上がると、先生の目も見ずに、

「頼り過ぎていました。なんでもしゃべり過ぎた。ごめんなさい。自分でなんとかします。ありがとうございました」

悔しさを込めて深々と頭を下げた。心はめらめらと燃えていた。冗談じゃない！　洗いざらい話すんじゃなかった。つらいこと全部話したら、適応障害のレッテル貼られた。けっこうでございます。病院になんて適応したくないので、うれしいです。先生のバカヤローと心は叫んだ。私はとっとと部屋に戻ると、携帯電話を持って通話可能な場所に移動した。

家に戻るために迎えに来てもらおうと、兄の番号を押す。何度か呼び出し音がなって、

「もしもし」

といつもの兄の声がした。

「私だけど……」

ひとこと口にしたとたん、あんなに燃え盛っていた気持ちが一気に火消しされ、うまく話せなくなった。

「うん、何?」

聞き慣れた兄の声。胸が詰まって苦しい。細い私の声が、途切れ途切れに懇願する。

「お兄ちゃん……助けて……お願い……」

言葉がうまく出てこない。

「うん、え? どうしたの? 何かあった?」

やたら優しく響く。

「おかしくなる……私、ここにいたら、おかしくなる」

ぼろぼろ流れてくる涙を押し殺しながらしゃべっていた。私の涙など、一四年前の父の葬儀以来見たことのない兄が、うろたえているのが分かる。

「分かった、分かったから」

「お願い、車で迎えに来て。じゃないと、精神科に行かされる」

弱音なんて吐かない妹が、涙ながらに訴えていた。

「うん、うん、分かったから。行くから。心配しなくていいから」

翌日、迎えにきてくれた兄のワゴン車に乗ろうとして、自力で乗り降りすることが容易にはできなくなっていることを知った。自室の二階へ上がるのも四つん這いで、自分の生活圏で行動してみると、筋力が落ちる不便さを突きつけられた。入浴は転倒が怖く、おっかなびっくり。それでも久しぶりの家と、たっぷり湯を張ったバスタブは、全身の余計な力をゆるくした。

病院なんて、いるだけで疲れる場所だ。まだ一〇月なのに、ダウンを着てそれでもがたがた震えているのは、入院中のストレスが降り積もって、自律神経機能が狂っちゃったからじゃないのか。鏡に映る姿は見たことのない細さで、冬用のズボンはどれも二周り分ぐらい大きい。暖かい衣類を用意し、母の手作りの料理を食べ、帰る頃には少しまともになれた気がした。

たぶん、本当に、少しおかしかったんだと今は冷静に考えられる。許容量を超えて、ふたの閉まらないびっくり箱みたいになっていた。きっと闘病生活の限界なんだ。それは認める。でも精神科の薬じゃない。こうやって、自宅に来れば元に戻れる。できるだけ家に帰ろう、できるだけ外に出よう、そうして生活できるレベルまで体力を戻そう。

兄に送ってもらい、夜に病院に戻ると、アクテムラを打ってから初の血液検査の結果が出ていた。ＩｇＧとＩｇＡが見事に正常値に入っていた。

退院のゴールに向けた障害物競走の、最後の山場みたいな出来事だった。

医療の選択は人生の選択

二度目のアクテムラを点滴した後、しびれも震えも寒さも私には悪化したように感じた。自分で爪を切れなくなり、文字を書こうとするとペンが一点にじっととどまってくれない。ぎゅっと筆圧をかけて体をガチガチに固めてゆーっくり書かないと、ひどい文字になる。食事も、お椀を持つ手とお箸を持つ手に意識を集中させて握っていないと、落としそうになる。

「早く薬を減らして、元の生活に戻りたいけれど、その前に、このしびれを何とかしてくれませんか？　薬を始めてから出てきた症状なので」

週に一度の、膠原病科トップの先生の回診の際に私は訴えた。症状は、ほかにももろもろある。でも甘いのや寒いのより、しびれは生活するうえで最も不便と感じていた。

それに、どれも薬剤の使用後に噴出した症状なのに、先生たちはそこにあまり目を向けてくれていない気がして、なんとかして欲しいと言いたかった。たとえば、庭木の剪定を頼んだ植木屋さんが、切った枝葉を庭に放り出したまま帰ってしまったら、それはちょっと違うんじゃないかと感じるのと同じように、多中心性キャッスルマン病が抑え込まれていることは感謝しても、治療によって出たしびれや寒さや甘みが置き去りにされたまま退院するのは、おかしいような気がした。

「しびれは時間がかかりますからね」

と科長先生。海猫先生が説明を引き継ぎ、

「岩瀬さん、しびれが治るのを待っていたら、いつまでたっても退院なんかできないよ」

と言う。

「どのぐらいかかるんですか?」

「さあ、三ヶ月……半年、あるいはもっと」

「そんなに……」

確かに、私もそこまで長く入院していたいとは思わない。

ちょうど世間では、子宮頸がんの予防ワクチンによる副作用がしばしば取り上げられていた。ワクチン接種した一〇代の女の子が副作用でひどいけいれんや歩行障害を起こし、不自由そうに歩く姿をモザイク処理した映像が、なぜかめったに見ないテレビをつけるたびに映し出されて、反射的に目を伏せた。「副作用は怖い」と意識に刻印され、自分に置き換えてしまう。

リハビリの先生にもしびれの相談をした。できるだけ考えないことが、治療につながるという。意識を向ければ向けるほど、脳はしびれを記憶して、しびれるように指令を出してしまうから。筋肉痛が残らない程度に運動をして、血液の循環をよくすることが改善につながるという。そして生活しながら治したほうが早いというアドバイスだった。

私は再び兄に助けてもらうと、二度目の日帰り帰宅を済ませた。試しに近所の美容院へ歩いて出かけ、髪の毛を洗ってもらった。歩いて往復できたことに自信をつけた。これなら、病院でも院外に歩いていけるかもしれない。

戻ると、穂高先生に、

「家に帰って自信がついたから、ここでも外を歩いてみようと思います。もう先生に、クールな横顔で〝適応障害です〟とか言われたくないし」

と言うと、

「すみませんね〜」

と先生が詫びた。私としては自虐的な笑いをにじませたつもりだが、まじめな先生にはあまり通じなかった。

「いいえ、いいんです。私あの日、本当におかしかったから。言ってもらえてよかったんです」

今だからわかる。「適応障害」診断は、私にとってものすごい効力のある劇薬だったのだ。バカヤローっていう思い（ごめんなさい）が推進力になって、弱り切っていた壁をぶち破ることができたのは、私の持ち前の負けん気に火をつけたからだ。あのまま放っておいたら、本当に精神科へ行かざるを得なくなっていただろう。

翌日には見えない境界線をまたいで、私は駅の近くのカフェで紅茶を飲んだ。病院に戻ると、久しぶりに代理先生と廊下で出くわした。

「岩瀬さん、調子はどうですか？」

「はい、いろいろ気になる症状はあるけれど、体力をつけようと思って今も初めて病院の外を歩いてきたところです！」

弾んで答えると、

「よかったですね。熱血穂高先生がいつも、見えないところで、いろいろご尽力されていますよ」

〝あなたはそのことについて、きちんと分かっているのですか？〟という陰の声がはっきり聞こえてくる言い方だった。

「えっ、あっ、はい、分かっています。ありがたいと思っています」

咄嗟にそう答えたけれど、本当に分かっていたのだろうか？　と改めて考えさせられた。医者だからって、誰もが同じようにやってくれるわけじゃない。いつも駆け回るような忙しさを乗り切り、時々ふっと力が抜けて、あくびを噛み殺している穂高先生を見る度に、どれだけ大変な仕事なのかと思う。その中で、私の妙な訴えも受け止めてくれる。出会えたことに感謝した。打ち明けて、打ち解けて、全部話して、分かってもらって、そうやって一歩ずつ一緒に進みながら治したいという、私が最初に描いた理想の医療をできているではないか。最後まで、伴走してもらって駆け抜けたい。

最初の外出を無事に終えると私は毎日、昼食後に歩きに行った。そしていろんな出来事が、退院に向けて背中を押した。

ある日、突然パソコンが壊れた。原稿もスローペースながら書けるようになったのだから、作業を続けたい。混雑する家電量販店へ行き、人混みで自信をつけた。にわか雨にあって、近づいてきた病院まで小走りで急ぐと、天気にまで応援されている気がした。

日帰り帰宅に続き、先生は退院に向けて順次、クリアするべきハードルを設けた。

「次は、電車で家まで帰って、一泊してきたらどうでしょう」

ホームとの隙間に足をはめないか考えると電車に乗る自信がなく、決めかねている時に、見舞いに来てくれたのが、スリランカで一緒に数ヶ月を過ごした桜ちゃんだった。筋ジストロフィーを一〇代の頃からわずらい、さまざまな民間療法を試して、アーユルヴェーダにたどり着いた。そんな彼女が、わざわざ新幹線で名古屋からお見舞いに来てくれた。

私も頑張らねば！

電車で家に帰ると、落ち着かなかった様子の母親が玄関で出迎えた。

「迎えに行かなくて大丈夫なのか心配したわ」

「大丈夫。エレベーターを使ったし、電車とホームの間も大きくまたいだ」

がたがた震えながら、甘いだの、しびれているだのと言い、まだ症状はたっぷり残っている私を覗き込んで「本当に平気なの？」と母が聞いた。

「たぶん……。もう少ししたら退院できるかも」

「私の友だちのお嬢さん、あの優秀な成績でお医者さんになった人いるでしょ。なんでもっと早く治療しなかったのかって言ってたわよ。もっと早い時点でステロイド使えばよかったのにって」

「えっ？　なんでそんなこと言うの？　私には今しかなかった。これでよかったの」

どれが正解だったかなんて、分からない。もっと早く本格的なステロイド治療を始めていれば、ネフローゼにならずに済んだのかもしれない。でも私にとっては、これでよかったのだと思える。

今、誰かがもし私と同じように膠原病を疑われて相談されたら、ステロイドを一概に否定することはないだろう。代替医療の功罪も話すだろう。そして決めるのは、最終的にその人しかいない。医療の選択は人生の一部だし、その人の考え方が投影されるという意味で、人生そのものだからだ。

私の場合は、究極に必要に迫られるまで本格的にステロイドを服用する気持ちにはなれなかった。もし早い時点で薬を飲んでいたら、私の病気は本当に迷宮入りして、多中心性キャッスルマン病という確定診断には至らないまま、アクテムラを使うこともなく、ステロイドを飲み続ける可能性だってあったんじゃないかという気もする。

医学的なことは分からないけれど、これが私の選択だった。その選択が、命を縮めることになったのか、あるいは長く生きられることになったのかは分からない。でも、これでいいのだ。考え抜いた末の私の行動だから。

つくづく思うのは、さまざまな医療法が開発され、患者の前に選択肢が提示され、自分でその中のどれかを選ぶことは、同時に自ら寿命を決めているのと変わらないってことだ。人生の長さは神様だけが知っているなんていうセリフは、いずれもっと陳腐に聞こえるようになるのかもしれない。ガンの耐えかねる痛みを取るために鎮静剤を投与し、意識を落として眠ったように亡くなっていく終末期鎮静や、胃ろうという延命治療の選択肢が出てきて、つまりは、どんどんどんどん私たち自身が人生の長さを決められるようになっている。自分たちの意志ではどうにもできない運命だからこそ命は尊いと感じる。その尊い生命のため、健康のため、幸せのために医療技術が開発されていく一方で、コントロールできるようになればなるほどパラドックス的に命に対する尊厳は薄れ、自らの命を絶つことさえもハードルが低くなっていくのではないかと私は危惧する。

家の中は入院前よりすっきりして見えた。天井まできれいにして待っていてくれた母に感謝で涙が出た。のんびりテレビを見ながら、誘眠剤一錠で眠りについた。

翌朝、看護師さんの見守りのない中での初めての自己注射フォルテオに挑戦した。いち・に・さん、いち・に・さん、何回もやりかけては腹の前で針が止まり、ようやく思いきるまでに一五分かかった。それでもなんとか自分で打てるとわかった。

病院に戻ると、先生に何気なく、

「もう、私がここにいる理由はないような気がする」

と告げた。そんなことを言おうと予定していたわけでもないのに、自然に口から出て、具体的な退院の相談になった。

「では、今週末二〇ミリにステロイドを減らして、翌週アクテムラを打ち、その週末に退院する方向でどうでしょう」

ステロイドは順調に減ってきていた。

「はい、そうします」

「その前にもう一度、二泊三日でご自宅に帰ってみてはどうですか?」

「そうします」

「では退院は来週の土曜日か日曜。どちらかご都合のいい日ということにしましょうね」

あと少しだ。

フラワーエッセンスと言霊と

退院が見えてきた頃、スピリチュアル系編集者が病院に来てくれた。

「お見舞いにね、鳥井さんを連れてきたから何でも相談して。いいフラワーエッセンス選んでもらって」

「効く?」

「効くよ」

背の高いスピ系編集者の横で、眼鏡をかけた鳥井多佳子さんが黙ってこぢんまり座っている。以前、「新月の会」で一緒に食事をした。新月は、新しいことを始めたり願いごとをするのにいい日と言われているので、それに合わせて集まる会をスピ編が設け、それぞれの願いごとを紙に書いて月のパワーをもらった。それ以来の再会で、

「わざわざ来てくれてありがとう」

と礼を言うと、

「今一番困っていることは何？」

と脇に置いてあった持参のキャリーバッグを開けながら、さっそく質問してきた。

「困っているのは、しびれとか、異常に寒いのとか、口の中が訳もなく甘いのとか」

「うん。でもフラワーエッセンスは、身体症状に直接聞くものではないよ」

「そうだよね」

植物に癒された経験は多かれ少なかれ誰にでもあると思うけれど、フラワーエッセンスはそれぞれの植物が持つ癒しパワーを水に転写したものだという。鳥井さんがキャリーバッグから取り出した絵具箱みたいな長方形のボックスを開けると、中には小さなガラス瓶がずらっと並んでいた。それぞれに別種のフラワーエッセンスが入っていて、植物ごとに違う効き目があるそうだ。

「これをどうやって使うの？」

初めての体験を前に私が覗き込んで聞く。

「飲むの。香りに効き目があるんじゃないの。いろんな種類のボトルの中から今、必要としていることを助けてくれるエッセンスを選んで、それを飲む。そうすると感情の深い部分に働きかけて」

「深い部分？」

「怒りや不安、悲しみ、イライラ、そういう感情を和らげてくれたり、考え方の癖や固定観念を取り除いてくれる」

「いいね」

「退院した後の目標ってある？」

「目標かぁ……」

これから、どうすればいいのか私にはまだ見えずにいた。何かを変えなくちゃいけないという漠然とした思いだけはあった。

「じゃあ、どんな自分でいたいか、でもいい」

「そうだなあ……素直な白ウサギ。じゃなくて、なんて言うかつまり、自分に対して素直でいたい。好きなことは好きだと言いたい。今までもそう思ってきたけど、素直になるって難しい。こんな返事でいいの？」

「うん。ほかに病気をして感じたことは？」

「似たようなことだけど、もっと人に甘えられる自分になりたいと思うようになった。一人で頑張りすぎていた気がする。素直になって、もっと誰かに頼っていいんだと思うようになった。でもうまく頼れない。甘えるのが苦手」

「病気になったことは、どんな意味があったと思う？」

「そういう自分に気が付けたっていうのもあるけれど、肝心なところはまだ分からない」

「どうしてこんな病気になったんだろうとか、なんで自分だけが、とか考える？」

「なんで自分だけが、とは思わない。もっとつらい病気の人がいるし、たぶんなるべくしてなったというか、きっとそこには何かの意味があると思うから」

「どんな意味だと思う？」

「んんん……これからそれを見つけていくんだと思う。ただ、今思うのは、ストレスは排除して、自分にとって本当に大切なものだけを選んで生きていきたい。そうすれば何か見えてくるんじゃないかって気がする」

いつも思い浮かべるのは、森の小さなコテージで暮らす光景だ。聞きたくないこと、嗅ぎたくない匂い、見たくないもの、考えたくないこと、気持ちよくない人付き合い、ストレスになりそうなことは全部排除して静かに暮らしたい。実際、静か過ぎて飽きるだろうけれど、今はそんな心境だった。

「退院した後、自分はどんなふうに変わると思う？」

「シンプルになる。必要なものだけが残る」

スペインを旅行した時に見たジョアン・ミロの、単純化した絵を思い浮かべた。二〇年前、バルセロナにあるミロ美術館で、年代順に彼の作品を見て以来、年を取るっていうのは、要らないものを削ぎ落していく作業なんじゃないかと思うようになった。自分もある程度年を取り、今こうして病気で、大きく一呼吸も二呼吸も休みを取らなければならなくなって、生活に制限を受けてみると、自ずと必要なものだけが残る人生を私は考えるようになった。今の自分にはモノもコトも、要らないものが入る余裕はない。必要なものだけを残して進んでいかないと、どこにもたどり着けない。だけど、これから生きていくうえで支えになるもの、自分が好きなものって何？　スリランカでもない、アーユルヴェーダでもない、別の何かが私には必要なんじゃないかと思えて仕方がなかった。

鳥井さんは、Oリングテストでフラワーエッセンスを選んだ。私が人差し指と親指で輪っかを作り、そこに鳥井さんが人差し指をひっかけた状態で、

「これは岩瀬さんにとって必要なエッセンスです」

と言い、輪を引き離すように指に力を入れる。私のもう一方の手には、フラワーエッセ

ンスのボトルがある。もちろん私は各ボトルの意味は知らない。その時に輪っかが外れればNOで、外れなければYESだ。そんなことで分かるのかと思ったが、最終的には「純真さや無邪気さを出せるようになるエッセンス」「自分のよいところを輝かせてコミュニケーション力をつけるエッセンス」「自分らしく生きることを助けてくれるエッセンス」の三本が残った。

「へえ〜、不思議と出るもんだね」

話していたことを補うようなボトルが残ったことに私が感心する。

「そうなんですよ」

これら三種類を一本の遮光瓶に入れ、瓶の頭についているスポイトで口の中に三滴ぐらい落として飲む。それを毎日続ける。大切なのは、その時に自分の思いを告げること。ただし「自分に素直になれますように」と言えば、自分がまだ素直ではないことを自分に言い聞かせてしまうのと同じなので、「私は自分に対して素直です」と肯定表現を使う。

まやかしか、女子っぽい遊びに聞こえるかもしれないけれど、私が大切と感じたのは、植物の癒しパワーがその液体に転写されていると信じて自分の意志で明確に、理想の自分を言葉にすることの大切さ、その確固たるイメージが現実を引き寄せる力になる、言霊だった。

一日一日を大切にと言うけれど

退院が迫っても、甘いものを食べると血糖値が跳ね上がり、しびれの範囲もどんどん広がって、全く気を抜ける状態ではなかった。手のひらと足の裏だけだったのが、脚と腕、胸、身体の側面、唇までびりびりしていた。薬は避けたかったけれど、明らかにひどくなっていくしびれを前に、飲まないでいられるほど強くはない。

外は気持ちのいい秋晴れだった。坂を下って、公園の方へ歩く。立ち止まって、深呼吸をし、色づいた木々を見上げる。野球に熱中する少年たちの声やバットの打球音が、秋のグラウンドに響く。学園祭の用意に跳ね回る大学生の姿が、遠くに感じられ、自分の過ごしてきた年月の長さを思い知った。どっぷり紅葉の季節なのだ。

海猫先生が回診に来て、

「いろんな病気があるけれど、風邪みたいに明らかに治る病気は実は少ない」

と話したことに納得した。私の病気が治らないのは、珍しいことではないのだと。

「なるほど。これ以上悪くならないように暮らしていきます」

「退院後は、私もフォローするけれど、穂高君が引き続き外来を担当することになったから」

「はい」

海猫先生も信頼してはいるけれど、入院中に穂高先生と織り続けた布をそのまま織り進めることができるのは、ありがたかった。

窓の外には、毎夜私を見守ってくれていた夜景が光る。今日も救急車のサイレンが聞こえる。いつか自分にもそんな日が来るかもしれないことを憶えておかないと。

旅を閉じるように、私は病院での暮らしを振り返った。三ヶ月半の入院で何が変わっただろう？　こんなに長い旅に、意味がないわけがない。何を学び、何を知ったのか……。

もちろん病気を持つ人の気持ちを以前よりは理解できる。優しくもなれるだろう。ストレスを減らした暮らし方もしていこうとするだろう。でも一日一日をもっと大事に生きていかなくちゃいけないという、入院を経験した人が口を揃えて言うことが、今の自分には、しっくりこない。言葉にするほど陳腐で、表面的にしか響かなかった。入院前にも時々言っていた「一日一日を大切に」という思いと今では、何が違うというのか。それを考えると、言葉は力を持たなかった。やっと手に入れた洋服なのに、実際に着て外出したら、どこか違和感があって、うまく着こなせるようになるまで時間がかかるように、今の私はまだ「一日の大切さ」が意識にすとんと落ちるほど成長できていない気がした。

翌朝、紺と白のセーターの上に白衣を着た穂高先生が、退院前最後の回診に現れた。最初に会った時、こんなに若い先生で大丈夫なのかと不安に思ったっけ。

「先生、ありがとうございました」

入院中のことを振り返ると、胸がつかえて言葉にならず、

「……いろんなことがあった」

と一言でまとめた。

「ずっと受け止めてくださって……、感謝しています」

「そう言っていただけると」

「これ以上話すの、無理なので……」

頷く先生。

「どうかこれからも、応援していてください」

「もちろんです。これからも一緒に頑張っていきましょう。とりあえずベストな状態で退院できてよかった」

最後の血液検査の結果はIgG、IgA、CRPとも良好で、五五ミリグラムから始めたステロイドも一八ミリにまで落とすことができた。CTスキャンでリンパ節の様子も見たが、心配した増殖はなく、腫脹は小さくなっていた。タンパクも基準値内に落ちた。

「治ったと言えます？」

「付き合っていく病気だから、治ったとは言えない」

「薬をなくせばいいんですね？」

「アクテムラまで使わなかった例は聞いたことがない」

「じゃあ、再燃しなければいいんですね」

「寛解と言う」

最良の結果を、ともに喜べることがうれしかった。

「先生のおかげです」

「そう言っていただけると」

「先生だからできたんです」

今までに出会った医師たちの顔が思い浮かんだ。勧められたステロイドをすぐに素直に始めず、ほかの療法で遠回りした私は、現代の標準医療においては患者失格だっただろう。それほど拒否していたステロイドと素直に闘うことができたのは、混じりけのない熱意で受け止めてくれる穂高先生が担当だったからだ。

「本当に、お世話になりました」

頭を下げて、姿勢を戻した時に見えた笑顔が心に貼り付いた。

退院と言えば、一般的には元気になったことを意味するのだろう。家に帰る車の中で、携帯電話が鳴った。退院日を知らせてあったスピリチュアルな編集者からだった。

「ウサギさん、本当に退院できてよかった。一時は、どうなっちゃうかと思って、本当に心配した」

「ありがとうございます。でも治ったってわけでもなくて……」

という言葉は、あまり聞こえないらしく、

「夕方四時でいい？」

「あ、はい」

え？　身体に気をつけながら暮らしていく予定なのに、と思ってもこれ以上待たせるわけにはいかない。その夜には、近所のホテルで打ち合わせをし、それからの二週間というもの、怒涛の弾丸スケジュールが待っていた。夜中の三時まで作業を続けるなんていう健康な人でも疲れることを、発行スケジュールに合わせてやらざるを得なかった。寒いし、しびれているし、頭が冴えきって誘眠剤を飲んでも眠れず、マジで病院に戻る破目になるのではないかと心配でたまらなかった。

実際、戻らずには済んだけれど、この後、自分で治ったと感じられるようになるまでには、まだ大きな山を越えなければいけなかった。

第4章　健康って？　生きるって？　これが私の治し方

ウサギさん、そんなに急いでどこへ行く

い〜〜ち、に〜〜ぃ、す〜〜、は〜〜、す〜〜、は〜〜、海のリズムに呼吸を合わせた。波の音に心をゆだねた。砂浜に身体を預けて、陽射しに芯まで温めてもらう。入院中何度も思い描いていたイメージが目の前にある。

退院から二ヶ月、私は早くもスリランカの南西海岸にいた。まさかこんなにあっさり、海外へ出る日が来るとは思わなかったが、一月下旬の日本の寒さとしびれに耐えきれず、穂高先生に、

「逃げたい」

と相談した。

「環境を変えてみるのはいい方法だと思う」

と賛成してもらうと、この時だけは一四日間周期の点滴アクテムラを一六日間に延ばしてもらった。スーツケースさえ持ち上げられないのに行きたがる強気な私がいる一方で、機内の気圧で歯痛を起こしたらどうしようかと怯える弱気な自分もいた。

喧噪の渦と化したコロンボから離れ、南西海岸にできたシナガワビーチというリゾートホテルに身を置くと、やっと落ち着いて心を開放できた。そして自分を俯瞰すると、無理してまでやって来たのは、寒さから逃げたかっただけでなく、前進できずにいる自分に焦っていたからだと気付いた。

まだ何かをできる状態ではないのに、立ち止まっている感覚が自己嫌悪をもたらし、自分には価値がないと思えて気が滅入っていた。とりあえず、入院する前に長く滞在していたスリランカに戻ることで、治療中に止まってしまった時間をまたぎ、向こう側とこっち側の縫い代をつなぎ合わせれば、何かが見えてくるのではないかと私はどこかで期待していた。

ほかの国へ行くほどの体力と勇気はなくても、慣れたスリランカなら、感染症の恐れもさほど気にはならなかった。

退院後の私は、治りたい一心でストイックな暮らしをしていた。病気は完治しなくても、症状の改善と、まずは前と同じ生活ができることを目指した。早起きして厚いダウンを着込み、公園まで散歩をした後は家でヨガをやる。塩分も糖分も極力控え、玄米と温野菜を中心に腹七分目の食事をし、夜は一〇時までに寝て、八時間の睡眠を確保した。

少しずつ体力は戻ってきたけれど、しびれは退院後も悪化し、全身が常にがたがたと騒ぎ眼球や声までもしびれている気がする。視界が霧状で、視力も落ち、眼科医にも診てもらった。脱毛も恐かった。髪の毛がバサバサと抜け落ち、とかしてもとかしても抜け続けて、洗髪後の排水口にできるたわし状の塊から目を逸らした。もう一つ奇妙なことに、甘かった口の中がある日突然、塩辛くなった。歯の隙間に岩塩が仕込んであるんじゃないかと思うほど、いつも口の中に塩辛さが染み出ている。

穂高先生は、ほかにしびれの対処としては癲癇に使う薬の処方ぐらいしかなく、私が今かかるべき診療科として精神科を匂わせた。目が悪ければ眼科、胃腸が悪ければ消化器内科、医療にはそれぞれ専門分野があるのは分かるけれど、退院してからも心療内科や精神科の受診を示唆されることに私はいつも首を傾げた。これまでの経過と症状のすべてを理解しているのは主治医の穂高先生なのに、なぜ心の部分をほかの科の先生に診てもらわなければいけないのか。日本の内科の先生たちが皆、心療内科的な視点を持って診察をしてくれるようになればいいのに。

そんな状況を前に、スリランカの知り合い医師が心配して送ってくれたアーユルヴェーダの煎じ薬や、日本に来たネパールのアムチ（伝統医療の医師）が処方した薬を試してみた。だが、しびれが悪化したように感じて、どれも二〜三度で止めた。多中心性キャッスルマン病がどんな病気かを知らずに処方される薬に、疑心を抱いた。以前は、病気に対するアプローチが違うのだからと、平気でいられたのに、退院して間もない私には時期尚早で不安が勝った。

とにかく退院後も、症状は一向に落ち着かず、毎日が、副作用なのかなんなのかわからない症状と闘うためだけに過ぎていくことに私は焦っていた。

バルコニーに出ると波の音が聞こえる。あこがれ続けた南国の気候。星空と月明かりと、ヤシの葉擦れと、汗が流れる暑さと、人々の笑いと、力が抜けるような彼らの素直さと、いい加減にしてくれと大きな溜息をつきたくなるのんびりさと、モダンテクノロジーとは折り合いがつかないような伝統と……。

いいじゃないか、髪なんて抜けるときは抜ける。生えてくるときは生えてくる。のんびりした環境の中にいると、少しはそんな風に考えられるようになってくる。病気がひどくなっているわけじゃない。ただしびれているだけのことだ。それなら受け入れようよ。口の中も塩っ辛くって塩っ辛くて、なんだか今日はマックス塩っ辛いけど、それだけのことだ、と私は自分に言い聞かせた。

瞑想をしていると、気持ちはもう少し楽になった。「慈悲の瞑想」を唱える。「私は幸せでありますように」から始まり、「生きとし生けるものが幸せでありますように」まで徐々に対象を広げていく瞑想で、これを心の中でブツブツと唱えていると、体から少しずつ力が抜ける。一生懸命治そう、なんとかしようと抗う気持ちが体をこわばらせてしびれをひどくしていると感じる。ストレスも同じだ。抵抗すればするほど心も体も硬く縮こまる。

だから、焦るな。ウサギさん、そんなに急いでどこへ行く。

だが帰国した後の私は再び、スリランカへ行く前と同じように症状と必死に闘っていた。日本にいると、なんとかしなくちゃいけない気分になるのだ。

しびれ薬の「リリカ」についてインターネットで調べ、副作用として脱毛および、霧視《むし》や視力低下の眼障害と小さく書かれているのを見つけると、リリカの服用を中止した。だが止めてみると、しびれがぶり返した気がして怖くなり、服用を再開した。入院中、亜鉛の薬を飲みたくないと豪語したのに、亜鉛不足が脱毛症状をもたらすとテレビで医師が語っているのを聞くと、薬を処方してもらう始末。一時的に止まったものの、時期を置いてまた大量に抜け始め、私は自分をどう扱っていいのか分からず、ひたすらもがいた。

春になると、改訂の度に手伝っているガイドブック『地球の歩き方』の仕事で再びスリランカへ行き、借りていた自室の引き揚げ作業も済ませた。炎天下の作業は、さすがにきつかったけれど、これを乗りきったことで、あと少しがんばれば以前と同じ体力が戻ってくるはずだ、という自信につながった。

そうなると何か新しいことを始めたいという気持ちになり、ネットでふと目に入った不妊治療コーディネーターの資格取得に向けて動き出した。退院後に出版した『アーユルヴェーダの聖地――スリランカ癒しの旅』の中で、スリランカ人から厚い信頼を受ける、婦人科の医師を紹介したことで、私のところには不妊に悩む何人かの女性から連絡が来ていた。今まで接することのなかった彼女たちの悩みを知るうちに、アーユルヴェーダの不妊治療が誰かの役に立つのなら、それに希望を持ってくれる人がいるのなら、もっとお手伝いしようという気になったのだ。

新しいことを始めて、髪の毛も切り、真っ白なブラウスを着て春の日差しの中を歩くとやっと少し新しい自分になれた気がした。四月にスリランカに行ったときに持ち帰ったアーユルヴェーダの薬も、効いている感覚があり、服用を続けていた。ようやく、抵抗なく飲めるようになったのだ。穂高先生にも受診の際に薬を持参し、

「これがアーユルヴェーダのお薬。なんかいい感じなので続けますけど、かまいませんよね?」

と、普通に相談できることがありがたく、偏見を持たずに了解してくれたことがうれしかった。先生は、牛の骨髄が混ざっているという黒くてオイリーなペースト状の薬を見てぎょっとし、自分には絶対に飲めないと苦笑いした。

ステロイドも五月になると五ミリグラムまで減り、アクテムラも当初の二週に一度から三週間に一度のペースまで延ばせるようになった。薬の減量という点ではかなり順調だったけれど、夏が近づいてきた頃、またもや新たな症状が表れて憂鬱になった。

しびれと塩味のほかにも、今度は肩が痛くて腕を上げられなくなり、なぜか右親指の第一関節も少し曲げただけで激痛が走るようになった。感じなくなっていたはずの手足のこわばりもひどく、パソコンが打てないなど生活にさまざまな不便を強いられた。温泉に行ったり、岩盤浴を利用したり、マッサージを受けたり、オステオパシーを試したり、私は好転の見えない試行錯誤の努力を続けて気を紛らわせた。

天気予報は二五度、二七度と連日初夏の気温が続くことを伝え、徐々にやるせない真夏の暑さへと近づいていることが、去年の夏の、大量のステロイド薬を摂取していた入院生活を、実像のように浮かび上がらせた。過去の現実がお盆に乗せられて目の前に運ばれ「もう一度お試しになるのはいかがですか」と問いかけてくるようだった。

「二度と、嫌だ」

私は身震いするように首を振って、否定した。

そして退院から約七ヶ月経った二〇一四年六月末、私はスリランカへ久しぶりにアーユルヴェーダのトリートメントを受けに行くことを決めた。しびれ、塩味、こわばり、関節の痛み、親指の激痛……こんな時こそアーユルヴェーダの出番だ。効くか分からないけれど、やれることを何かやりたい。

自分は何年か前と同じことをしているのだろうか？　脳裏に、やってもやっても完成しないルービックキューブが思い浮かんだ。

スリランカで降ってきた生死の選択

「名前は？」

「サチヨ・イワセ」

「持病の疾患名は？」

「多中心性キャッスルマン病」

「ＨＩＶではないですね？」

「違います」

「では、これから始めます。いいですね」

「はい」

静かに答える。

あまりにも殺風景な白い四角い部屋の中で、水色の手術着に全身をおおわれた三人の医師、あるいはそのうち一人は看護師だろうか、いったい彼らが誰なのか、性別もわからないまま、寒さに少し身を固くしながら私は目を閉じた。瞼の奥で十字を切る。キリスト教徒でもないのになんで？と思いながら。念じる。

「神様、仏様、ご先祖様、どうか守ってください。必ずまた、目を覚ましてみんなに会うことができますように」

スチール製の手術台の冷たさが全身を覆っていた。一人が近づいてきて、マスクを私の口に当てる。

「息を吸って」

これを吸い込めば、身体の冷たささえもわからなくなる。平常心を保とうと、い〜ち、とゆっくりしたリズムを作りながら呼吸する。に〜、を最後まで言い終わらぬうちに意識は遠のいた。

通い慣れたスリランカの、南西海岸にあるアーユルヴェーダ・ホテルの一軒、ヒルヴィラに到着したのが六月二九日。夕方、医師の診察にたっぷり時間を割き、今抱えている症状や悩みをすべて話して、翌日からのトリートメントに備えた。

余計なことはせずに石かカメみたいになってじっくり滞在し、柔らかな心で、施術の効果を受け止めよう。そうすれば少しはこの症状もよくなるはずだ、と私は考えていた。

翌朝、一人でヨガマットを持って海を一望できる場所まで行った。ヒルヴィラは海沿いの丘の上にあるため、視界の左端から右端まですべてが海だ。

人のいない朝の海を独占して、私は自分の好きなアーサナをやった。いくつかの立位のポーズの後、割り座で仰向けになって両腕をグーッと伸ばした時だった。いつもなら気持ちがいいと感じるはずなのに、三秒もするといきなり腹部に細い棒を差し込まれたような激痛を感じて、反射的にうずくまった。収まるのを待って、ゆっくりマットを片した。

そして朝食を知らせるベルに誘われてダイニングへ行き、スープをふた口食べた時だった。今度は激しい吐き気に襲われた。身体を丸くして手で口元を抑え、急いで部屋に戻った。便器を抱え、嘔吐する。少し休むとまた嘔吐。心配したドクターが部屋に来て、アーユルヴェーダ的処方をするが、止みそうにないと判断し、近所のクリニックへ。医師が注射を打ち、休んでいれば治ると言ったが、三時間もするとまた嘔吐が始まった。

「お願い、もっと大きい病院へ連れていって」

ホテルから車で三〇分足らず、この地域では一番大きなカルタラという町にある総合病院に着いた。身体も意識もフラフラする中で診察を受けると、

「胃炎でしょう。旅行者は胃炎を起こしてうちの病院に来る人が多いんです。点滴を打って、数日すれば退院できますから」

と医師は私に入院を言い渡した。

吐いても吐いても吐き、やがて緑色の胆汁を嘔吐する。消耗しきって意識が遠のきそうになる。だが、ここはスリランカ。やすやすと眠らせてなどくれない。

自分が誰なのかを名乗ることもない医師たちが、「調子はどうだね」と同じようなことを聞きに部屋に入ってくる。個室なのに、部屋の扉はまともに閉まらず、当然のように空調設備はないうえ風も通らず、文字通りの南国の暑さが私を何重にも包んでいた。しかも医者の回診は夜行われ、見舞い人も夜に多く、子供の騒ぐ声と大人たちの遠慮のないおしゃべりが、閉まらないドアからとめどなく流れ込む。空いた扉を見つけて偶然入った病室に、珍しい外国人を見つけた子供が、いったん立ち去ってはまた私を見舞いに来る。ドアを閉めてとさえ言えない。日本の病院が天国のように思い出される。

デリカシーのない環境が、重苦しい空気となって私を締めつけた。吐き気はおさまらず、

夜なのにまともに休むこともできず、汗をかいても拭くこともできず、ここは病院なのか単なる何かの収容施設なのか、忍耐力を試されているのか、という思いが朦朧とする頭によぎり、私はただただ不快だった。

超音波で胃と腸を検査したが、特に悪い所見はないという。だが、点滴で薬を入れてもよくなる気配もなく、

「ICUに移るかい?」

と聞かれた私は、不快な環境から逃れて睡眠をとりたい一心で承諾した。ICU(集中治療室)に移ったからと言って、特別な治療があるわけではない。要するに病院側としては、利用者が少ないために運営に頭を抱える状況の中、多少なりとも余裕のある外国人に使っていただこうという算段があったことを、私は後からうすうす感じた。

さすがに一般病棟の騒々しさと無遠慮さからは解放されたが、今度はICUならではの苦痛にさいなまれた。

冷房が心地よさを超えて寒いのだ。だが南国育ちの看護師さんたちは、家にはないクーラーをふんだんに浴びるのがこの上なく好き。ある夜の当直は、ことさらに惰眠をむさぼった。私は寒過ぎて眠れず、何かしらかけてもらおうと何度も「ハロー」と呼ぶのだが、反応がない。スリランカの言語、シンハラ語で妹を意味する単語「ナンギ」と呼びかける

と、ついに惰眠中の天使が机からムムッと顔を上げた。こちらに来たので、

「寒い」と言うと、

「あ、そう」と、また机に戻って寝ようとするので、

「お前はアホか！」

と私はキレた。寒くて震える患者を放っておく看護師がどこにいる！　そうさ、知っているさ、ここ、この国には、いるのさ、と思いながら、

「なんとかせい！」

と訴えた。ようやく毛布をかけてもらっても、なかなか眠りになどつけなかった。

睡眠不足の不快な朝を迎えた私が、先輩看護師に事の次第を話すと、

「あのね、実は彼女、今日で仕事を辞めるの、家庭の事情で。だから昨日が最後の当直で、気持ちよく辞めさせてあげたいのよね〜」

「は？」

えっとえっと、自分はICUにいる患者で適切な看護もされず、眠ることもできず、なのにどうしろと……。この国にいると、価値観のズレをうまく処理できずに、水と油を必死にかき回している気分にさせられる時がある。だが、こんな状況の中、不快な思いは極力避けたいので、

「お仕事大変だったわね、これからも元気でいい人生送るのよ」と英語を理解していない居眠り天使を笑顔で送り出した。時にこの国においては、細かいことは気にせず、過ぎたことは忘れ、最後は笑顔で終える寛容さが、快適かつ円滑に過ごす極意である。長年の滞在で学んだ心得だ。

他にもとんでもない白衣の天使がいたが、私は彼女たちとあえて拙いシンハラ語での交流に努め、できるだけ仲良く過ごした。一人だけ、本当に白衣を着て生まれてきたんじゃないかと思うような優しい女の子がいた。ただ、CTスキャンを受けに行った時の付き添いが彼女じゃなかったら、と思わないでもなかった。

ICUに移った頃には、嘔吐は収まっていたものの食欲はなく、食べると吐き気がして、

「あと二〜三日もいれば」

という当直医の診断が、私にはピンとこなかった。

そして翌日、胃カメラを担当する医師が、夜八時ごろになってベッドに現れた。

「今日、撮影するって約束していたけど、もうこの時間だから、明日にしようね」

と優しい笑顔で私に言う。外来の初診もこの先生だった。無地のシャツをズボンにしまいこみ、ベルトを締めて眼鏡をかけ、胸を張って患者を診察する姿勢が、ほかの医師にはない風格を漂わせる。

「明日で大丈夫なんでしょうか？」

不安がる私に、

「胃炎だから、二〜三日もすれば治るよ」

相変わらずの診断だった。

翌日、胃カメラをゲオゲオ言いながら飲んだが異常なし。そして、その翌日には念のためCTスキャンを撮ることになった。女性の当直医が承諾書を私に渡し、サインをしろと言う。読むと、胃カメラと同じ承諾書だ。これはおかしいんじゃないかと言うと、うるさいわね〜という調子で、書類を私の手から乱暴に引き上げた。

そもそも私はこの女医を、その時まで単なる事務方の人間と勘違いしていた。別の当直日に見かけたとき、体調も聞かなければ、話しかけもせず、脈もとらず、聴診器を当てることもなかったので、暇な事務のおばさんがICUに遊びに来てべらべらしゃべっていると思っていたのだ。そもそも、スリランカのお医者さんたちは白衣を着ていない。

その不機嫌な女医は、同意書に「これはCTスキャンである」と書き加えると、私に突き返した。不信感を解消する術もなく、サインした。そして真正白衣の天使に付き添われ、救急車に乗った。

どこへ行くのかと思いきや、一時間近くかけてコロンボの病院まで行くという。入院中のカルタラの病院に、ＣＴスキャンは設置していないのだ。症状は落ち着いていたので、生まれて初めて乗った救急車と自分の状況に、かなりの隔たりを感じた。

到着すると、検査担当者が同意書を受け取り、私に聞いた。

「分かっていますか？　これから、造影剤を入れるＣＴスキャンをやります。今一度確認しますが、検査を行っていいですね？」

「え？　造影剤？」

「聞いてないんですか？」

「初耳です。聞いてないです」

「じゃあ、どうしますか？」

私は造影剤がなぜかとても嫌いなのである。日本でも、できれば造影剤なしでやってもらえないかと、幾度となく駄々をこねているが、そのたびに、造影剤なしで撮影しても必要な情報はあまり得られないと、毎度説明を受けた。この時も、

「造影剤を入れるなら、受けたくないです」

といつもの調子で言った。すると、誰も説得しないのである。日本なら、嫌だと言っても「そう言わずに」と説明して、納得させてくれるのに、

「しょうがない」

と検査担当者はあっさり言い、患者に従順な真正白衣の天使は、黙って車椅子の向きを変え、私を再び救急車へと戻した。えっ、えっ、え～？　どこ行くの？　と私は状況がイマイチ呑み込めず、車が走り出してもよく分からず、

「どこに行くの？」

と不安げに聞いた。

「カルタラの病院に戻りますね」

「えっ？　検査は？」

「やらないから、安心して大丈夫ですよ」

「大丈夫なの？」

「大丈夫ですよ」

とストレッチャーに寝かせられている私の顔を見てやさしく微笑む。

「いや、そうじゃなくて」という言葉が喉元でつかえた。真正白衣の天使は「恐いＣＴスキャンはもう追っかけてこないから大丈夫よ」という意味で大丈夫と言ったのだろうが、私は「本当に、撮らなくて大丈夫なの？」と聞きたかったのである。きっと、それほど必要じゃないから説得もしなかったのだと、必死に自分を納得させた。

翌日になると、再びエコー検査で身体の中を見ることになった。

「入院した日にやったのに?」

「状況が変わっているかもしれないから、念のため」

と当直医の男性。

そして検査が終わってしばらくすると突如、天使の一人が私の鼻に管を通した。呼吸がしづらい。しばらくして、胃カメラを撮った風格プラスの医師がベッドサイドに現れた。

「エコーの結果を見たんだけどね」

「はい」

「腸が捻じれているから」

「捻じれている?」

「そう、だから、切らないとだめだ」

「えっ? えっ? えっ?……切る?」

思考が凍りついた。切るって、切るって? 聞き間違い? だが、医師は言った。

「切って、治しましょうね」

何が起ころうとしているのか、受け止められず、そして、何かの冗談でしょ? と私は言われたことを疑った。だって、こんなにも突然、そんなことが起こるわけがないじゃないか。だが、私の顔の上で、医師はもう一度言った。

「つまり、手術が必要なんです」

身体が急激に、抑えきれないほどひどく震え始めた。北極圏の氷の海に突き落とされたように、このまま凍えて死ぬと思うほどの冷たさに襲われた。止める方法など絶対にありえないほどガタガタと、身体が恐怖を訴える。

「怖い」

驚いたことに、言葉は後からやってきた。怖いという情動を言葉化する前に、身体はそれが怖いことなのだと知って、抑えきれない震えで揺れている。

「寒い、寒い……なんとかして」

ぶるぶると震える声で言う。

「手術しないと、いけないんですか？」

「そうだね。手術しないと命がない」

諭すように言う。命がないって、命がないって……。

「死ぬってことですか？」

突然、死が降って来る。天井から下がった太い鉄柱が、私めがけて真上から落ちてこようとしている。どういうこと？

「せめて、お願い、コロンボに移してくれませんか」

ここじゃ、危ない……。

「なぜ？　ここじゃいやかい？　私が執刀するけど」

執刀も、この風格プラスの医師なのか。信用していないとかじゃなく、コロンボに行った方がいい医者がいるのではないかと誰だって考える。

「つまり、ここは、あまり設備が揃っていないので、何かあった場合、危ないですから。コロンボには、もっと、大きな病院があるから」

コロンボに行けば移植手術を行うような病院がある。ここよりはるかに大きくて立派な病院が、私の知るだけでも三軒ある。

「そんな時間は、ないんだよ」

「え？」

「今すぐにやらないと、危ないいんだよ」

え？　今すぐって、私はさっきまで、ごく普通に、胃炎だと信じてベッドに横になっていたのに……。全身が震え続け、呼吸がさっきよりも短くなって、ハアハア言いながら喋っていた。

「今、すぐ……？」

「そう。手術費用を払うお金はあるかい？」

「はっ？　へっ？」

今すぐやらないと死ぬんじゃないの？　……淡々と、何？

「保険には入ってる？」

「保険？　分からない」

クレジットカードの付帯保険しか入っていない。それを今、考えなくちゃいけないの？アジアは、欧米諸国に比べれば、医療費が安いので、いつもクレカの付帯で済ませて、新たにかけ直していなかった。

「じゃあ、三〇分したらまた来るから。それまでにやるかやらないか決めておいて」

やるかやらないかって？　えっ？　今すぐにやらないと死ぬのに？　さらりと言い残すと、風格プラスの医師は去っていった。なんという……。やらない選択肢がありなんて。お金がないと言えば、手術をしないってことなのだ。死を目前にして、お金次第で生きるか死ぬかを選択しないといけない。日本と全然違う。

この質問を真に受けた私は、ガタガタと震える身体の両脇を必死に二の腕で押さえつけ、両手で携帯番号をにぎり、息をつめて番号を一つずつ押し、クレカの保険会社に電話をした。はあはあと短い呼吸をしながら、

「保険金額を、教えて、ください」

と尋ねる私に、担当者は、

「金額については、すぐにはお答えできません」

「大体でいいんです」

繰り返し訪ねる私に、

「お答えできないですし、お話を伺っていますと、今はそのような状況ではないような気がしますが」と相手は言う。

もちろん、私だって、そのような状況ではないと思うのだが電話をかけていた。そして、たとえ保険が下りなくても、当然手術を受けるのに、何をしているのだろうかとギュッと携帯電話を握った。怖かったのだ。何もせずにただ震えて恐怖のまっただ中に置き去りにされる状況から逃れたくて、私は現実的な保険問題と向き合っていた。現実だと思える中に身を置くことで、不安を少し遠ざけられた。

スリランカの人たちは、経済的理由から私立病院で手術を受けることができず、自己負担ゼロの国立病院に回された後、間に合わずに亡くなるケースも珍しいことではないのだという。

宿泊していたホテルのオーナーが病院に来て、医師に会い、

「万が一保険が下りなくても、こちらで面倒を見ますので」

と言ってくれたことで、風格プラスの医師は納得した。

日本にいる兄に電話をかけて、手術することになったと伝える。穂高先生にも連絡を入れた。入院当初、嘔吐が止まらずに、ヒドロコルチゾンと呼ばれるステロイド剤を点滴で入れると言われた時、私は不安を感じて日本の病院に電話で相談をしてあった。結果的に、手術することになったと伝えておきたかった。

交換台に取り次いでもらい、「穂高ですが」と電話に出た声を聞き、

「先生」

とひとこと言うと
「どうしました！」

と緊急性を漂わせる声が返ってきた。私は、

「どうかしたんですか？」

と間抜けな応答をした。平静を装おうとする意志とは裏腹に、実際の私の声は、瀕死の重傷状態だったにちがいない。

「手術が終わったら、また、電話します」

信頼する医師に、生きてまた連絡することを約束しておきたかった。

そして運ばれた手術室。こんなことになるなんて、誰が想像しただろう？　アーユルヴ

エーダで症状の改善を図ろうとやってきたスリランカで、緊急手術をすることになった。

「必ずまた、目を覚ましてみんなに会うことができますように」

目を閉じ、麻酔を吸い込んだ。意識はすぐに遠のいた……。

漢方の効果と安心感

目が覚めるとＩＣＵのベッドにいた。終わった。とりあえず生きている。

手でお腹の傷をガーゼの上からなぞる。大きな傷が残って、日本でやっていたらこんな傷にはなっていなかったはずだとムッとしている自分は、少し前まで死の恐怖におびえていたやつとは思えない。

手術の翌々日には、ベッドから這い出して歩く練習を始めた。身体を丸めて顔をしかめ、一歩ずつ歩く私に「無理しないで」と看護師さんは言ってくれる。でも寝ていればその分回復が遅くなることは、自分が一番知っている。また一からやり直しなのだ。

日本では母が私を心配してお寺参りをした帰り、小学生に後ろから突撃されて足を骨折したことを知った。

「何もしてあげられないからそっちで養生してきて」

結局一ヶ月をスリランカで過ごした。普通なら帰国の際、日本までの片道航空券を買うのだろうが、私は半年間有効の往復チケットを購入した。

腸捻転になったのは、二〇年前に日本で受けた開腹手術をきっかけに、微細に癒着が進んだからだと医師は説明したけれど、日本にいる間に最悪の事態を迎える確率の方がよほど高いはずなのに、なぜ？　と思わずにはいられなかった。アーユルヴェーダに対する自分の思いを回復させたくて来たスリランカで、こんな目に遭ったことで、私はスリランカからもアーユルヴェーダからも拒否されたと感じていた。もし片道で帰国したら二度とスリランカには来ない気がして、往復航空券を買ったのだ。

帰国後、すぐに病院へ行った。アクテムラの点滴が予定を超えて四週間以上も空いてしまったにもかかわらず、検査結果はひどいことにならずに済んだ。穂高先生は、

「命が助かってよかった」

と、ほっとした溜息を吐きながら言った。

傷口はまだ生々しく、痛みの怖さから背を丸めた姿勢でも、私は精力的に動いた。怖かった手術を思い出さないように、お風呂で傷口から目を逸らすのと同じように、がむしゃらに動くことで、起きたことから意識を遠ざけた。静かに回復を待っていたのでは、スリランカとアーユルヴェーダを私から遮断するシャッターが目前に立ちはだかり、気持ちが

負けそうだった。いよいよ本格的に地盤を日本に移さなければいけなくなったとの思いも強く、長い間連絡を取っていなかった編集者にコンタクトしたり、古巣のヘルスツーリズム系の会社の人と情報交換のランチをしたり、パーティーやセミナーに出席したり、薄れつつあった日本でのコンタクトを修復しようと躍起になった。動いていれば、いずれ新たな方向性も見えてくるだろうと考えていた。

だが、私のところに舞い込んでくるのはスリランカのツアーを作る話や、アーユルヴェーダ関係の執筆など、そういった関連の仕事ばかりだった。

体調は手術のショックなのかなんなのか、なぜか塩味が消え失せた。肩の痛みや、親指の痛みもほとんど気にならない。ただ帰国して三週間くらい経ったころから、例の足の痛みが舞い戻って来た。北京オリンピックの夏に感じたあの雑多でとめどない痛みだ。こわばりもひどくなり、寝ている時に布団をつかんだり、本を指で持ち上げることができなくなった。

夏の悪夢を思い出すたびに寒気がした。まだそれほどひどくはない。でも、もしこのまま悪化したら……。病気が再燃したら……。

不安になっていたこの時期、アンテナを揺らす情報は、ことごとく漢方のことだった。テレビに出ている漢方の先生のコメントや、漢方で痛みが治るというラジオのＣＭ、雑誌に出ている漢方の記事。ネフローゼで入院中にネットで偶然見つけた「キャッスルマン病を漢方で治した」という医師の公開講座をこの春に受講して可能性を感じていたせいかもしれない。いずれにしても無意識に、私はアーユルヴェーダに代わるものを探していた。

次の受診日、足の痛みを相談しようと決めて病院に出向くと、順番を待って座っていた私の前に、久しぶりの海猫先生が顔を見せた。

「あっ、先生、お久しぶりですぅ」

と反応すると、

「岩瀬さん、あのね、穂高君なんだけど、実は今日、外勤なんだよね」

と言う。

若い先生たちはたいがい、週に一度、別の病院で半日アルバイトをしている。

「たぶん今日は戻らない。代わりに診ようか」

ということで、海猫先生に診てもらうことになった。

「久しぶりだけど、調子はどう？　大変だったね。向こうで手術したって、聞いたよ」

「ありがとうございます。まだ傷は痛みますが、おかげさまで持病の方は、薬が順調に減っています」

「そうみたいだね。血液検査の結果も悪くないし。血沈がまだ少し高いけど、これは手術の影響だろうから」

とパソコンに表示された結果を見る。私は漢方の相談をしたくて、話を進めた。

「ただ、いろんな症状がよくならなくて。相変わらずしびれているし、こわばりも最近ひどくなって。それ以上に気になるのはこのところ、病気が発現した頃の痛みが少し戻ってきている感じがあって」

「どの辺が痛む？」

「足のあちこちです。かかとだったり、太ももだったり、表面的な痛みがあったり、少し深いところの痛みがあったり。もしこのままあの頃の痛みが戻ってきたらと思うと不安で」

海猫先生は、私の症状を聞いて、

「じゃあ、もう少しステロイドを増やすか、あるいはアクテムラの間隔を縮めるか」

と言うので、私は首を振って、あわてて否定した。

「いえいえ、増やすのは……。せっかくここまで薬を落とせたんだから」

「じゃあ、このまま様子を見る？」

「あの……、漢方は、どう思いますか？」

やや遠慮がちに聞いた。

「漢方ねえ」

若干顔をゆがめたところを見ると、賛成ということではないらしい。

「試してみることは構わないけれど、漢方をやっている知り合いはあまり効かないと言っている。むしろ、今のアクテムラを二週間に戻すとか、あるいはもう少しステロイドを増やす方向で考えてみたらどうだろう」

まさか再びその提案をされるとは思わなかったので、私は肩を落とした。

「そうですか。漢方は、あまり意味ないですか……」

「もちろん使ってみたいなら、否定はしないけど……効かないんじゃないかな」

それは、否定ではないのか？　経験があるからこその助言かもしれないけれど、私は海猫先生なら、もう少し前向きに検討してくれると考えていた。だから余計にがっかりした。

「じゃあ、とりあえず今のまま様子を見ます」

家路を歩きながら、肩を落としている自分に気付く。否定された。試すものがなく、立ち止まる怖さ。このどん詰まり感って、病気になったとわかった時よりもある意味つらい。

次の受診日まで待つ自信が持てず、私は病院に電話をかけると穂高先生の予約を早めてもらった。そして再び、今度は穂高先生に、症状を話して漢方の相談をした。

「足の痛みが出てきていて。二〇〇八年に最初に痛みが出た時のことを思い出すと不安で。

先生は漢方、どう思いますか？」

「漢方」

考え事をするように繰り返す。

「海猫先生は効かないと言ったけれど、でも、アクテムラの期間を短くするのも、ステロイドを増やすのも嫌だし、かと言って、このままも不安で」

と私が話すと、

「やってみたらいいと思う」

と賛成してくれた。

「よかった。じゃあ、受けてみます」

先生は頷き、そして次に、え？　という表情で、

「漢方の先生って、この病院にいるんですか？」

と聞いた。漢方の併用はほとんど行われていないのだ。私は入院中にほかの患者さんが
「実は、あるのよ」と話していたのを覚えていた。

さっそく二日後、予約を入れてもらった漢方の先生に会いに行った。呼ばれてドアを開けると、椅子に座っている短髪の先生がこちらを見て、

「こんにちは」

と軽く微笑んだ。年配というわけでもないのに、やけに落ち着いたたたずまいが、ほかの内科の先生からは感じなかった空気を漂わせている。慌てなくていいんだと、メッセージを発信しているような柔らかさを感じ、不思議なものだと思った。

脈診を取り、舌を見る。横になった私の腹部を切診し、そしてカルテに舌の白い苔があるだとか、虚だとか、漢方医ならではの表現で症状を書き込むのを見ていると、私は自ずとアーユルヴェーダを思った。

「手術をしたことや、足が痛むという報告を担当の先生からいただいていますけど、どんな痛み？」

抱えている問題を話す。

「じゃあ、このお薬を出しておきましょうね。飲んでみて、また次回いらした時に、どんな感じだったか教えてください。それでまた相談しましょう」

出してくれたのは、足の痛み、腰痛、しびれなどにいいと言われる「牛車腎気丸」と、血行を良くして月経不順や更年期障害を改善する「桂枝茯苓丸」という薬だった。桂枝茯苓丸は、血行が改善されるために眠りにつきやすくなり、誘眠剤を止められる人もいるという。

試すと飲むたびに痛みがゆっくり軽減していくのが分かった。入院以来常習化していた

誘眠剤も、見事に断ち切ることができた。次の受診日には、

「痛みも減っているし、眠れるようになったし、なんとなくいい感じです」

と報告して、同じものを処方してもらった。

冬の訪れをそろそろ感じ始めた頃には、少し処方が変わった。

「寒がりなんでしょう。確か以前にそう言っていたから」

覚えていてくれたことに私は気をよくし、

「はい、すごく。冬場は靴下履いて寝ています」

とにこやかに答えた。

「じゃあ、ブシ末飲んでみます?」

「ブシ末?」

「トリカブトって知っているでしょ? ブシ末って、トリカブトの毒を抜いたものなんですけどね、冷えがひどい人にはよく効くから。どうします?」

「トリカブトですか」

「もちろん嫌なら出しませんよ。でも毒はないから」

「試してみます」

「じゃあ、飲んでみてください。合わないと思ったら、やめてかまわないですから」

処方箋薬局の担当も、ブシ末は効く人には劇的に効くと説明した。だが私の症状には逆効果で、軽減していた痛みが息を吹き返したのでやめた。

こんな風にして漢方薬を併用し、穂高先生にはその効果を報告する形で私の診察は進んでいった。漢方先生は血液検査の結果も電子カルテ上見られるのだろうが、見ている様子はない。数値ではなく、私が自分の症状と薬の相性をどう感じているかを聞き、いい感触なら継続するし、違うと思えば止める。肝心なのは患者の主観だ。

病気になり始めの頃にも漢方を試したけれど、いい結果は出なかった。あの頃は、火力を上げげんと炎症がエネルギーをたぎらせていたのだ。漢方はそれに追いつくことができなかった。燃え盛る火に、コップの水で火消しを試みていたようなものだ。でも今は症状を軽減できる。効く、効かないの感覚は明らかで、現代薬を服用するより私には安心感があり、自分にはとても合っているお薬、という気がした。

漢方が効いている、合っているという意識が影響したのだろう。アーユルヴェーダに代わる別の支えを模索していた私は、東洋医学の勉強を始めた。以前、資格取得を考えていた不妊カウンセラーになる勉強は中断したままだった。認定資格を出している学会が治療の選択肢に加えていないアーユルヴェーダを、有資格者になった者が勧めていいものなのかという疑問が湧き、筋が通らないと思ったのだ。

そして統合医療やホリスティック医学の第一人者として知られる先生が名誉学院長を務める学校の東洋医学コースを申し込んだ。何の役に立つかは分からない。でもアーユルヴェーダ以外の何かを、将来に向けて前進するためのきっかけにしたかった。

ところが学習を始めて共通点を知るにつれ、なぜわざわざアーユルヴェーダと似たものを勉強しているのかと、行き詰った。一〇年以上も付き合ってきたスリランカとアーユルヴェーダを脇に追いやり、中国と漢方を一から学んでどうするんだろう？

スリランカで腸捻転の緊急手術を余儀なくされたことで、私はスリランカからもアーユルヴェーダからも足蹴にされた気がしていた。だが、友人たちに経験を話すと誰もが必ず、

「よほどスリランカと縁があるんだね」

と言った。そんな風に言われ続けるうちに、もしかして縁を断とうとしているのはむしろ自分の方で、

「まあまあ、今までせっかく一〇年以上もやってきたのだから、これからも頑張りなさい」

と縁を強固にされたのかもしれない、と思考は逆転して行った。

そして私は日本、スリランカ両国の食材を使って、二国間の縁を表現したおむすび「幸むすび」を作ることを思いつき、コロンボの和食レストラン「築地魚一」で販売を始める

ことにした。楽しんで打ち込める新しい何かをやりたい、と始めたことだけれど、それは私自身が、スリランカとアーユルヴェーダに対して縁をつなぎとめようとする気持ちの表れだったと、後になって自分の行動を理解した。

一度はあきらめかけたスリランカの仕事も、やりたいと素直に言えるようになった。入院中、「アーユルヴェーダ・ホテルの監修をして欲しい」と誘いをくれた知人にメールを打った。これまで培った知識をもっと使う機会があれば本望だ、と。ホテルの案件はその後、どちらを向いているのかさえ聞いていなかったけれど、そこに希望を見出すことができるなら、自分に明かりを灯す原動力となってくれるかもしれない。

人は希望があるから前に進める。特に、こんな弱っている時には。

スカイプでスリランカにいる彼らと話すうちに、気持ちは明確になっていった。今すぐは無理。自信も体力もない。案件自体も止まったままだ。でも目標に置けばいい。今はそこに向かって進んでいこう。現実になるかどうかは別問題。目標があることが大切なんだ。叶えれば、次の目標が必要になる。だから、ただ今を、生まれては消えていく今を、自分が選んだ石を積み上げながら歩いて行こう。

人の命なんていつ途絶えるともしれない。突然手術を受けることになり、受けなければ終わりだと言われ、本当に明日は分からないのだと自分の身を持って痛いほど感じた。日本で去年の秋、退院するときにしっくりこなかった「一日一日を大切に」という言葉が、やっと今、自分の言葉として降りてきた。明日のことなんて、本当に、分からないじゃないか。

死を意識できるようになると、生きることは楽になった。限られた時間の中では、不安も、嫉妬も、怒りも、無駄に思える。そんなところで無駄にエネルギーを消耗している間も、時間は死に向かって減っている。

誰もが、自分色の糸で繭を作りながらその中で生きている。色とりどりの繭がひしめき、互いに振動を繰り返して、同系の色が集まったり、大きくなるものがあったり、ぶつかったりしながら、社会や世界が形成されている。その中で、私はたまたまイワセサチヨという名前がついているだけのことだ。だから勝ち負けは問題じゃなくて、好きな色で自分の繭を作ることができるなら、それが幸せだと意識できる心を持てるなら、それだけで十分、と思うようになった。

こんな風に考えられるようになった自分は、病気になる前よりも幸せなんじゃないかとさえ感じる。病気をきっかけに死を意識して人生を考えた道のりは、仏教の瞑想が教えてくれることと似ている気がした。多分これが幸せへのマスターキーなのだ。

病気と健康の差はどれほどのもの？

「実は、春に大学院に戻ろうと思うんです」

年が明けて、二回目の診察の時だった。いつだって一生懸命に突っ走っている穂高先生なら、そんな風に言う日が来ることは分かっていた。退院時に海猫先生から「いずれ穂高君は院に戻るから」と聞いていた。だから想定内ではあったけれど、ショックだった。

伴走者がいなくなる。ゴールを遠くに見据えながら二人三脚していた相手が、立ち止まって紐を外し、「これ以上は無理」と言って立ち去る背中を見送らなければならない。凹んだ。心と身体がつながっていませんようにと私は思った。

やがてダウン・ジャケットが必要なくなり、明るい色の服装が町に増え、桜の便りが聞こえるようになった。

春が近づいても、結局ステロイドの量は去年の五月、手術前に五ミリグラムまで減らしたところで止まっていた。術後の不調もまだ引きずっていて、先生も私ももう一歩前進する気にはなれなかった。五ミリなら、副作用はあまり出ずに済むと言われている量だし、今の状態なら、危険は冒さずにいる方がいい。

入院中、ステロイドをゼロにできるのを目指して頑張ると話したことを思い出す。アクテムラをやめられなくても、ステロイドをゼロにすることは、私にとって病気が治るのと似たような意味があった。先生にとっては、実際にゼロにすること以上に私に希望を持たせるために言ってくれたことのような気がするけれど……。

せめてしびれの薬、リリカだけでもやめたい。できるだけ薬に依存しない身体でいたいという考えは、退院してからも変わらずにあった。自由裁量が認められているリリカは二度やめたことがあるが、ぶり返す感じがあって、再開と中止を繰り返していた。でも、ぶり返しと感じるのは思い過ごしかも。そんな気がして、私は再び慎重に減薬した。

そしてリリカを減らしながら、薬をやめること、病気が治ることの意味について、たびたび思いを巡らせた。先生がいなくなる前にステロイドをやめたいと思っていたけれど、今の私の状態と、病気が治癒することの間にある溝はどれほどのものだろう？

痛いだのしびれているだのと症状に目を向けている時や薬の効き目を見極めようとしている時、私は明らかに病気だけれど、好きなことをしている時、何かに没頭している時は、たとえ足が痛くても病気には目を向けない。その時、健康な状態と今の私の間に、意識の上で差はあるだろうか。人生は瞬間の積み重ねで、瞬間、瞬間の意識が人生を作っている。つまり病気のことを考えていない瞬間は、意識の上で健康な人と変わらないはずだ。

大切なのは、検査結果が判定した病気という現実よりも、自分の意識、捉え方なんじゃないのか。つまり、症状を受け入れて、病気を意識せずに暮らしていけるなら、それはある意味、治ったのと変わらない。治ってもいないのに治ったという私は、いわば患者失格だろう。でも患者を意識の上でやめることは治癒への近道だと感じる。本当に治る確率を高めると思うし、もし治らなかったとしても幸福の入場券が手に入る。忘れている間は幸せだから。

長年にわたって私は、病気と闘い、薬と闘い、症状と闘ってきたけれど、短い人生の中で、しびれやこわばりと闘い続けているなんて、時間もエネルギーももったいなくないか？　人生が明日、突然途絶えるかもしれないことは、腸捻転の手術が教えてくれた。嫌でもどんどん時間は過ぎていくのに、悪い箇所に意識をとどめ続ければ、気持ちは擦り切れていくだけ。それは病気だけでなく、人付き合いでも同じだろう。闘うのをやめて、受け入れよう。そして受け入れることが、なぜか症状の緩和につながることは、瞑想をしている時から感じていたことだ。

最後の受診日が近づいた前日、私は引き出しから便箋を出して手紙を書いた。涙を流して支離滅裂なお礼を言う破目にならないように、感謝に代えて、最近考えていたことをそのまま書いた。

桜の季節の旅立ちによせて、穂高先生へ

人生にさまざまな出会いがある中で、それぞれの出会いに感謝してはいても、本当に会えてよかったと思えることは、限られているような気がします。

もしあの日、二〇一三年の夏の盛りに、先生ではなく別の医師が主治医として私の前に現れていたら、私の病気は、同じ経過をたどっていただろうかと考えることがあります。

もちろん今も治ったわけじゃないし、入院中に「ステロイドをゼロにしたい」と言っていたことも、果たせたわけじゃないけれど、でもある意味、わたしは治ったんだって、言えるような気がしているのです。

今だって薬は減らしたいし、病気と闘い続けてはいますよ。でも大事なことは、薬を減らすことじゃなくて、自分が今生きていることを大切にすることのほうが、よほど大事なことだって思えるようになりました。そんな見方ができるようになったら、しびれもこわばりも痛みも、あまり気にならなくなった。

珍しい病気になり、明確な決まりごとのない治療を受けるうえで、患者が最も必要とするのは、精神的な支えのように思います。それがなければ、効くはずの薬も効果が半減しそう。

自分の信じた医師に頼り、思っていることを全部話して、聞いてもらえる安心感は、大きな支えでした。素直に話せたから、病気を乗り越えることができたんです。じゃなければ今もまだ、病気と必死に闘い続けていたような気がします。

一緒に歩いてもらえて、心強かった。

そういう先生と巡り会えたことに、心から感謝しています。

二〇一五年三月三〇日

最後の受診日。

「ステロイドはゼロにできなかったけれど、リリカはやめることができました」

私が伝えると、穂高先生はいつもの調子で柔らかく微笑んで、

「よかったですね。あとは次の先生に全部引きついでおきましたので」

と言った。入院中、おろしたてでまぶしいほど白かった白衣が、今は違和感なく馴染んでいる。一年と八ヶ月、障害物の多い年月だった。治すことと真剣に向き合った濃厚な時間だった。

「長い間、本当にお世話になりました。うまくお礼が言えないと思ったので、これ、あとで読んでください」

バッグから手紙を取り出して渡す。

「先生、お元気で。またいつか、臨床に戻ってくることがあったら診てください」

「ありがとうございます。岩瀬さんもお元気で」

頭を下げて部屋を出た。閉めた扉を背中に感じながら、どうかいつまでも穂高先生が、スニーカーの似合う熱血先生のままでいてくれますように、と願った。柔軟で、偏見を持たない若さが患者の自由な選択を助け、熱意が背中を押してくれたと思うから。

納得したいから、自分の枕木を並べる

二〇一六年四月。椰子はさやさやと葉擦れの音を立て、目の前には一八〇度の海が広がる。夕方になると毎日飽きもせずに空に駆け寄り、赤く、黄色く染め直す夕焼けを眺めた。腸捻転の手術を受けてから二年足らずが経過し、私はあの時お世話になったアーユルヴェーダ・ホテル、ヒルヴィラに舞い戻った。

数ヶ月前、三週間の予約を入れるとオーナーから、

「ようやく、そういう気持ちになれるまで回復したと知り、うれしいです」

という返信がきて、私は自分の意識の変化にハッとした。オーナーにとっては腸捻転以

来でも、自分にとっては腸捻転以前の日本での入院と、精神的なアーユルヴェーダの失墜を乗り越えての滞在なので、感慨深い思いになった。

しかも今回の滞在に合わせて「一緒に受けたい人はお世話しますのでどうぞ」と自身のブログで声掛けしていた。アーユルヴェーダは効くのだと、声高に言えなくなっていた時期を思えば、それはやはり回復以外の何物でもない。

スリランカとアーユルヴェーダ以外の支えを探したいと思っていたけれど、結局私はそれに引っ張られ続けた。一つには、さまざまな効果を感じている人たちの話が相変わらず耳に入ってきたからだし、西洋医療とアーユルヴェーダの限界、それぞれのよさ、ストレスが身体に及ぼす影響を痛いほど経験した今は、以前と別の向き合い方ができるような気がしたからだ。

本当の意味での心身の休養が予防医療につながることも、その大切さも以前よりわかる。西洋医療に手詰まりを感じた時、アーユルヴェーダやほかの何かに新たな光を見出すことができるなら、その希望は、回復を後押しして、未来への夢にもつながる。そういう心理的効果を重視するようになったのは、明らかに自分の病気を通して得た視点だ。

そして経済的、物質的な幸せを求めたために私たちが失ったものへのアンチテーゼとしてアーユルヴェーダを捉える時、ますます伝える価値がある、と感じる。自然の大切さ、その力を借りて生きる無理のない生活、季節のサイクルに寄り添う暮らし、今の私たちの日常に欠けているものの大切さをアーユルヴェーダは教えてくれる。

それにそもそもスリランカの仏教とアーユルヴェーダを知らなかったら、病気や治療とこういう向き合い方をしてはいなかった。

今ようやく、迷走を続けた患者の荷を下し闘病という名の旅を終えようとしている。長い旅だった。出会い、別れ、初めての経験、カルチャーショック、失敗からの学び……、旅は人生だと、人生は旅だと言うけれど、治療のために費やしてきた日々もまた「人生における旅」そのものだった。

自分が行きたい国はどこか、そこで何をしたいのか、どんな人に会ってみたいかなどさまざまな場面で選択を迫られる旅と同じように、医療の場面でも私たちは、納得できる治療法を求めてさまざまな選択をしながら先へ先へと進んで行かなければいけない。どの病院を頼るか、検査をするかしないか、提案された薬剤や治療法を受けるか、民間薬や漢方薬を併用してはどうか、など医療と真剣に向き合うほど悩まされる場面に数多く出会う。西洋医療はますます進化し、おそらくそれと並行して代替医療の種類も期待も今後、膨らみ、これから先も私たちは悩まされることになるだろう。「正しい治し方」はどこにあるのか、と。

昔のように、「先生におまかせ」なんていう時代ではない。必要な情報を医師からもらい、相談して支えてもらいながら最後は自分で決める。命の扱い方に、自分自身がもっと責任を持たなければいけない時代なのだ。

いったい何を選択すればいいのか、何が自分に効果的なのか、間違った選択をしてしまうかもしれない。でも人生そのものがそうであるように、一番大切なことは、考え抜いたうえで自分が納得できる、自分らしい選択をすることしかないような気がする。一本ずつ枕木を選んで並べたレールに列車を走らせるように、考え抜いて選択した人生であれば、たとえ失敗しても後悔の対象にはならないのではないか。恋愛や仕事ならすぐに納得できそうなことを、生死と直結する医療場面にまであてはめていいか今一つ自信がないけれど、人生は積み重ねで、病気や治療と取り組む日々もまたその途上に過ぎない。とすればやはり、できるだけ自分らしい枕木を選択しながら、治療のための列車を走らせるしかないように思う。

かけがえのない経験から新たな視野を得て強くなり、旅の出発点に戻ってくることができた。いつかまた、病院の天井を眺めなければいけない日が来るだろうし、もっとつらい状態になったら、こんなことは言えなくなるかもしれないけれど、今は言えるのだ。

「治った」

あとがき

西洋医療、漢方、アーユルヴェーダ、それぞれの力を借りながら、おかげさまで健康に暮らしています。

スリランカのアーユルヴェーダ・ホテルに滞在していた時、一緒になったドイツ人に、

「なぜドイツを始めヨーロッパの人たちは、アーユルヴェーダを受けに来る人が多いのでしょう?」

と聞くと、

「補完医療で予防することの大切さを知っているからだと思う」

という答えが返ってきて、意識の差を感じたことがありました。

日本は、欧米諸国に比べると補完・代替医療の利用が少ないと言われています。予防に対しての意識が低いことや、代替医療に、西洋医療と並ぶダイレクトな効果を求め過ぎてしまうことが理由かもしれません。予防とセルフケアの必要性を感じている欧米の人たち

は、もっと穏やかな効果を求めて、西洋医療以外のものを利用している気がします。

日常のセルフケアこそが本来の医療と考えるなら、部分的な治し方をする西洋医療は補完医療にすぎません。どちらがどうではなく、肝心なのは見方によって立場が変わってしまうという点です。ならばこれから先、互いに補完し合う存在として、医療を受ける側にとって優しいものであって欲しい。日本においてそれが本流となることを願っています。

出版に当たっては、本作を温かく受け入れてくださった春秋社のみなさま、担当してくれた篠田里香さんに本当にお世話になりました。最初から最後まで的確なアドバイスをくださり、ともにストーリーの中に下りてこの本の意義を考えることができたのは、とても幸せなことでした。

文章の細かい直しやタイトルなど、出版のゴールに向けて一つずつ、納得するまで迷走した点はたくさんあり、ストーリーの延長にあるのではないかと錯覚することもしばしばでした。きっと仕事でもプライベートでも、さまざまな場面で悩み、迷走し、自分にとっての正しい答えを探すのが人生なのでしょう。本書は、私の経験を軸に書いた話ではありますが、きっとみなさまの中にも何かしら重なる部分があったのでは、と思います。

執筆を進める上では、仮名とはいえ穂高先生をはじめとするさまざまな先生や友人に、好むと好まざるとにかかわらず文中に登場していただきました。みなさまのおかげで、ここに私がいてこの本があります。どうもありがとうございます。

最後に日本中にいる熱血先生と、物語の中の私みたいに悩んでいる人に精一杯のエールを送ります。病気を忘れ、一日一日を大切にしながら、お互いにいい人生を送ることができますように。

そしていつも笑顔で支えてくれる母に、心からの「ありがとう」をこめて。

二〇一七年三月吉日

著者略歴

岩瀬 幸代（いわせ・さちよ）
海外旅行ライターとして20年以上にわたり、主に雑誌で活躍。その間に40数ヶ国、100回を超える渡航を繰り返す。スリランカに惚れ込み、通うこと42回。2004年のスマトラ島沖地震の津波で同国が被災した際は、100人の旅行者とボランティアに訪れた「スリランカ応援友情プログラム」で話題を呼んだ。2007年スリランカ大統領賞（外国人ジャーナリスト部門）受賞。著書に『緑の島 スリランカのアーユルヴェーダ』（晶文社）、『スリランカで、ほっ。――仏教は心のアーユルヴェーダ』（長崎出版）、監著書に『アーユルヴェーダの聖地――スリランカ癒しの旅』（実業之日本社）がある。
ブログ http://ayubowan.seesaa.net

迷走患者――〈正しい治し方〉はどこにある

2017年4月10日　初版第1刷発行

著者©＝岩瀬幸代
発行者＝澤畑吉和
発行所＝株式会社 春秋社
〒101-0021 東京都千代田区外神田 2-18-6
電話（03）3255-9611（営業）・（03）3255-9614（編集）
振替　00180-6-24861
http://www.shunjusha.co.jp/
印刷所＝株式会社 太平印刷社
装　丁＝小口翔平＋山之口正和（tobufune）
カバー・表紙画＝©sunspire-Fotolia

ISBN 978-4-393-71081-4　C0047
定価はカバー等に表示してあります

ケン・ハラクマ
ヨガライフ　体と心が目覚める生き方
日本のヨガの第一人者が、ポーズや呼吸法のみならず、すべての瞬間をピースフルに過ごすためのヨガのエッセンスを伝授する。感覚を磨いて自分を再発見するヒントが満載。

1700円

蓮村誠
〈ありのまま〉の自分を磨く　アーユルヴェーダ式！　私だけの人生の見つけ方
その人本来のあり方に注目する、古代インドの自然医学・アーユルヴェーダの専門医が、自分らしく生きる道とは何かを伝授。自分自身ととことん対話するワークシートつき！

1700円

M・チャスカルソン／出村佳子訳
今日からはじめるマインドフルネス　心と身体を調える8週間プログラム
イギリス国民健康保険などで実施されているマインドフルネス・プログラムのガイド。徐々にマインドフルを深める方法をイラスト入りで指導。科学的知見などの情報も満載。

2800円

佐藤健太郎
健康になれない健康商品　なぜニセ情報はなくならないのか
メディアに溢れるニセ科学、エセ情報から身を守るにはどうすればよいのか？　医薬品会社の研究者だった経験をもつサイエンスライターが健康情報の「表と裏」をわかりやすく解説。

1800円

若倉雅登
医者で苦労する人、しない人　心療眼科医が本音で伝える患者学
医者と患者はなぜすれ違うのか。誤診が起こる理由とは。信頼できる医者の見分け方など、心身と眼を診る心療眼科医が患者目線で綴る、よりよい医療との付き合い方。

1700円

▼価格は税別。